JN033226

1日**5分**で**脳**が
みるみる若返る!

大人の

脳活
漢字パズル **180日**

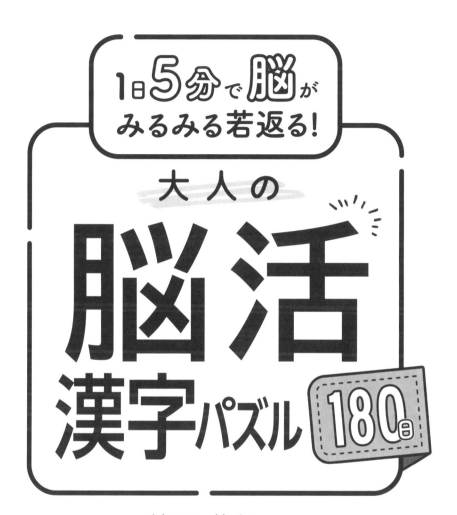

篠原 菊紀 監修

西東社

漢字・言葉のパズルで脳が若返ります

脳の衰えではないかと心配になることはありませんか？

- ☑ 人、物の名前が出てこない
- ☑ 5分も集中していられない
- ☑ 考えを言葉にできない
- ☑ 説明が理解しきれない
- ☑ 会話が続かない
- ☑ 同じ話を繰り返す
- ☑ 待ち合わせの日時を忘れる
- ☑ 行動の順序が整理できない
- ☑ 何の用事で立ったのか忘れる

日常生活で起こりがちな症状を並べました。誰でも、どれかに、覚えがあるのではないでしょうか。これは加齢とともに脳の認知機能が低下してくることが原因です。

いくつになっても、家族や友達と楽しく話して、笑っていたいですね。会話の輪から離れてしまうことは、脳機能の低下にも大きく影響します。コミュニケーションは、認知症予防の有効な手段の一つなのです。

本書は、漢字パズルをすることで、コミュニケーションで使う脳の部位を鍛えて、認知機能の低下を予防します。それは同時に、記憶力向上も期待できます。さらに、漢字パズルを解く過程で言葉を思い出し、言葉の意味や使い方を深く理解するので、会話力そのものを引き上げます。

どれも学ぶ喜びや、解いたときの達成感が味わえる「楽しいパズル」です。最後までやりきって、コミュニケーション能力に自信を付けてください。

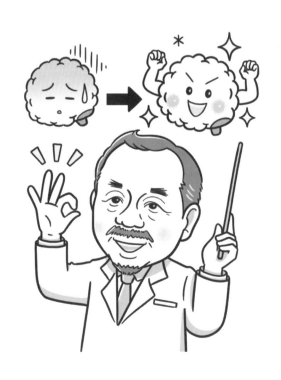

脳科学者 **篠原菊紀**（しのはらきくのり）

公立諏訪東京理科大学工学部情報応用工学科教授
医療介護・健康工学研究部門長

専門は脳科学、応用健康科学。遊ぶ、運動する、学習するといった日常の場面における脳活動を調べている。ドーパミン神経系の特徴を利用し遊技機のもたらす快感を量的に計測したり、ギャンブル障害・ゲーム障害の実態調査や予防・ケア、脳トレーニング、AI（人工知能）研究など、ヒトの脳のメカニズムを探求する。

集中力・記憶力に関係する脳の部位を刺激！

脳活をいつ始めればいいの？

　年齢を重ねるごとに、もの忘れが増えた、もの覚えが悪くなった、という話をよく聞きます。

　これらの症状は、脳そのものが加齢でダメージを負っているのではなく、使わないことで脳の認知機能が低下している状態です。くわしくいうと、記憶や情報を一時的に覚えておき、それを使って作業を正しく進める脳の力＝ワーキングメモリ（作業記憶）が低下していることが原因です。

　ワーキングメモリは、20歳くらいをピークに、60歳すぎから急速に低下します。一方で、適切なトレーニングをすれば、比較的速やかに向上することが知られています。

　いつまでも、しっかり自分で考える力を保ちたい、人とのコミュニケーションを断ちたくないと願うなら、ぜひ今から積極的に学習に取り組み、続けましょう。けっして遅くはありませんよ。

脳のどこを鍛えるの？

　脳を鍛えるといっても、イメージしにくいですね。筋肉のトレーニングと比較するとわかりやすくなります。

　脳と同じく、筋肉も加齢とともに衰え始めますが、スポーツやトレーニングに取り組めば、体力全体が向上しますね。脳も、適切なトレーニングによって、考える習慣が身に付き、思考力・記憶力・判断力・発想力・空間認知力といった脳機能全体が引き上げられます。考える、覚える、決める、アイデアを生む、予測する、というとよりわかりやすいでしょう。

　空間認知力とは、空間にある物の位置・形・大きさ・速さ・向きなどを、素早く正確にとらえる能力のことです。例えば、地図を見て行き先を把握する、展開図を見て出来上がりの形をイメージする、といったようなことです。本書のパズルで、見た目では判断できない物でも、素早く頭の中で結び付けてイメージする能力を高めます。これは認知症予防にとても効果的です。

　脳はさまざまな部位に分かれています。中でも、「前頭葉」「海馬」は、ワーキングメモリに大きな影響を及ぼします。「前頭葉」は、考える、善悪を判断する、運動を行う、集中して学ぶことに関係する重要な器官です。「海馬」は、前頭葉とつながっていて、ものごとを覚える記憶力に関係する器官です。この両方を活性化し、考える、覚える力が高まるように、さまざまなパズルを揃えました。

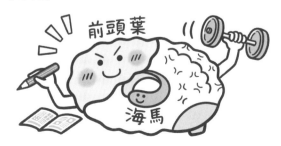

前頭葉

海馬

脳を鍛えるには
楽しむことが大切です

もの忘れ、無気力、感情の変化を感じたら、早めに脳活を

「前頭葉」と「海馬」の働きが衰えると、次のような障害が現れてきます。

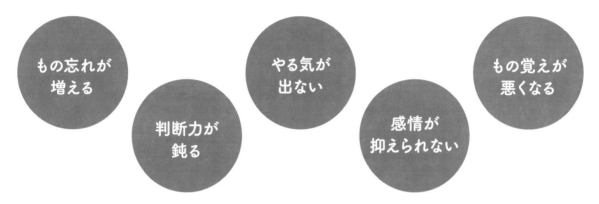

もの忘れが
増える

判断力が
鈍る

やる気が
出ない

感情が
抑えられない

もの覚えが
悪くなる

　普段の暮らしで、いつも通りにいかない「違和感」「やりにくさ」を感じたら、脳活を習慣化することを具体的に考えてください。
　料理をする、待ち合わせの時刻を確認して、道順を調べて目的地に行く、朝からやるべき用事の優先順位をきめて効率よく行う。人生を楽しむために必要なことです。「歳を取ったから」という理由であきらめたくないですね。認知症の予防は、早め早めの、脳活で。

脳にストレスを感じさせずに、脳活を続けましょう

　認知症の予防に効果が望める脳活ですが、その内容は、難しいものではありません。1日1ページ、所要時間は5〜10分程度のパズルでいい。無理をすることはありません。「やらなければいけない」と辛さを感じる学習は、脳にストレスを与えて逆効果になることがあるからです。
　脳活を楽しんでやると、脳の奥では、「やる気」にかかわる「線条体」が活性化します。すると、記憶の効率が高まり、より多くを学びたい意欲も増します。線条体は、脳の中心部に位置し、意思決定や運動処理に関与する部位です。
　ページを重ねるごとに、出題内容への理解が深まり、必要な答えを自分の記憶の中から引き出す「コツ」がつかめます。これは、「慣れ」ではなく、集中力や記憶を活用する力が高まっている証拠です。うろ覚えの言葉の意味、知らなかったことを学ぶ喜び。本書を楽しみながら学習を進めると、認知症予防だけでなく、積極的に人と話すことができるコミュニケーション能力や語彙力まで、得ることになります。

脳活に加えて 心身を活発に動かしましょう

生活を楽しみ豊かにして、脳にいい刺激を

運動や食事、読書、旅行、周りの人との会話や共同作業など、五感を使うことと脳活を組み合わせると、脳へのいい刺激は増大します。生活を楽しみ豊かにしようとするときの工夫や計画の立案では、脳の前頭葉が大活躍。楽しく夢中になっている状態の高揚感は、脳の血流を活発にします。年齢を重ねても、億劫がらずに心身を活発に動かすことを心がけましょう。

また、学習や運動は、短時間、集中的にやればいいというものではなく、楽しく長続きするものでなければなりません。鍛えて高めるだけでなく、使うことによってその力を維持する意識で、トレーニングを習慣化しましょう。

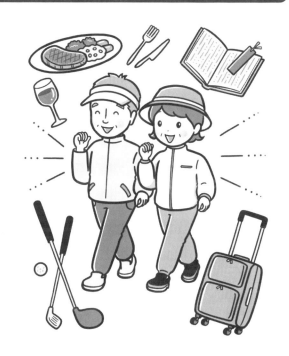

全身の健康管理が、同時に脳の若さも保つ

2019年に世界保健機構（WHO）は「認知機能低下および認知症のリスク低減のためのガイドライン」を公表しています。

これによると、認知機能の低下予防には、下記の項目が推奨されています。脳活は、認知的なトレーニングにあたります。

脳も体の一部ですから、脳のアンチエイジングを望むなら、全身の健康を意識しましょう。

▶ 運動

▶ 禁煙

▶ 危険で害ある飲酒行動の抑制

▶ 地中海食・健康的な食事

▶ 過体重・肥満・高血圧・
高脂血・糖尿病への介入

▶ 認知的なトレーニング

会話を楽しむ脳力アップで認知症を遠ざけます

脳活を楽しく続ける「コツ」

本書は、小学校で学習する漢字を主として、その漢字を組み合わせた熟語、その言葉の意味を用いた傑作パズル集です。「読むことはできても書けない漢字」「言葉は知っていても意味がうろ覚え」「世間ではよく使われているが意味がわからない言葉」を学ぶことで、あなたの頭の中で言葉が整理されます。

本来、あなたの頭の中に記憶されていた言葉も、文字・意味・使い方を再確認することで「使える言葉」となります。使える言葉が増えると、会話で言葉があふれ、考えを伝えることも思いのままになります。

話すことを楽しみたい気持ちが、コミュニケーションの機会を増やして、認知症も遠ざけることになるでしょう。

脳活を最後まで楽しく続けるために、次の「コツ」をおすすめします。

コツ 1 学習時間を定める

朝でも夜でもかまいません。脳活に取り組む時間を、なるべく同じにしましょう。朝食の前や後、就寝前、どこかのタイミングに学習時間を決めると、忘れにくく、時間が取りやすくなります。

コツ 2 一気にページを進めない

毎日 5 〜 10 分の学習を、長く続けるからこそ、脳に無理のない刺激が、継続的に与えられます。ある日に 5 ページ進めて、その後は 3 日間休んで…。これでは効果はありません。

コツ 3 わからない答えは辞書で調べる

本書 1 冊の中には、たくさんの漢字や言葉が詰まっています。わからなくても大丈夫。そのとき、本でもスマホでもかまわないので、辞書で言葉や意味を調べて学びましょう。

コツ 4 文字は丁寧に書く

脳活を楽しむ時間は、落ち着いた気持ちであってほしいです。穏やかに一字ずつ丁寧に書いて、指先を動かすことも脳へのいい刺激にしましょう。

コツ 5 学習の様子を人に話す

脳活で学んだ漢字、正しい意味を知った言葉、100日目まで達成できたこと…。あなたの成果を話してみましょう。あなたの頑張りを喜んでくれる人の応援が、嬉しい意欲になります。

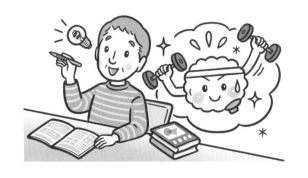

本書の使い方

簡潔なルールのパズルが22種類、飽きずにやり切ることができます

学習日・所要時間

あなたが学習を積み重ねる進行の記録と、解き心地の目安として、書き込んでみましょう。

学習の効果

そのページの学習で、どんな能力を高める効果があるのかを示しています。

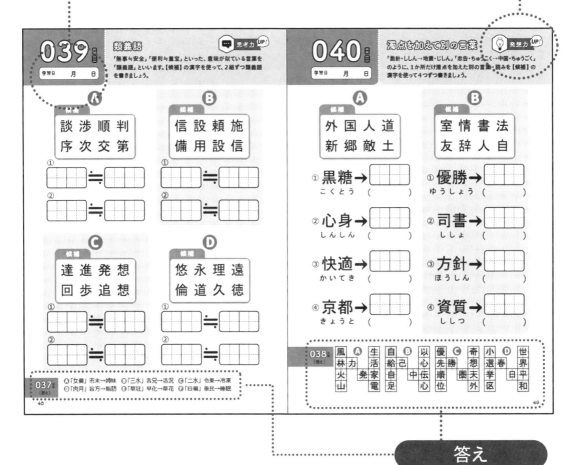

039

発想力 UP!

類義語

「無事と安全」「便利と重宝」といった、意味が似ている言葉を「類義語」といいます。【候補】の漢字を使って、2組ずつ類義語を書きましょう。

学習日　月　日

A
【候補】
談 渉 順 判
序 次 交 第

① □□□ ≒ □□□
② □□□ ≒ □□□

B
【候補】
信 設 頼 施
備 用 設 信

① □□□ ≒ □□□
② □□□ ≒ □□□

C
【候補】
達 進 発 想
回 歩 追 想

① □□□ ≒ □□□
② □□□ ≒ □□□

D
【候補】
悠 永 理 遠
倫 道 久 徳

① □□□ ≒ □□□
② □□□ ≒ □□□

037
(答え)
Ⓐ「女偏」市未→姉妹　Ⓑ「三水」舌兄→活況　Ⓒ「二水」令東→冷凍
Ⓓ「肉月」旨方→脂肪　Ⓔ「草冠」早化→草花　Ⓕ「目偏」垂民→睡眠

48

040

発想力 UP!

濁点を加えて別の言葉

「掛針・しんしん→地震・じしん」「忠告・ちゅうこく→中国・ちゅうごく」のように、1か所だけ濁点を加えた別の言葉。読みを【候補】の漢字を使って4つずつ書きましょう。

学習日　月　日

A
【候補】
外 国 人 道
新 郷 敵 土

① 黒糖→ □□□
こくとう　　（　）

② 心身→ □□□
しんしん　　（　）

③ 快適→ □□□
かいてき　　（　）

④ 京都→ □□□
きょうと　　（　）

B
【候補】
室 情 書 法
友 辞 人 自

① 優勝→ □□□
ゆうしょう　（　）

② 司書→ □□□
ししょ　　　（　）

③ 方針→ □□□
ほうしん　　（　）

④ 資質→ □□□
ししつ　　　（　）

038
(答え)
Ⓐ 生活 自給自足 力 発家電 Ⓑ 以心伝心 中 己 Ⓒ 優先順位 奇想天外 圏 Ⓓ 小選挙区 世界平和 春日 風林火山

49

答え

答えは、2ページ後のページ下部に掲載されています。

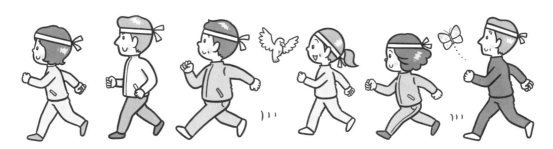

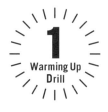

1

Warming Up
Drill

三字熟語の十字架

タテ、ヨコそれぞれで三字熟語ができるように、
まん中のマスに漢字一字を書きましょう。

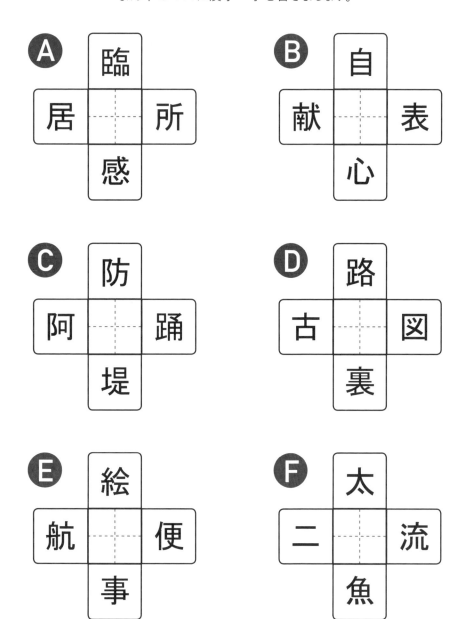

A

	臨	
居		所
	感	

B

	自	
献		表
	心	

C

	防	
阿		踊
	堤	

D

	路	
古		図
	裏	

E

	絵	
航		便
	事	

F

	太	
二		流
	魚	

▶ 答えはP10にあります

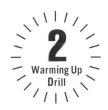

2 Warming Up Drill

漢字詰めクロスワード

【候補】の漢字をマスに当てはめて、タテから読んでも、
ヨコから読んでも、熟語になるように、マスを埋めましょう。

楕		■			■	
■	満		■	外		医
解	■	緊		性	■	
	布	■	旋	■	■	■
総	■	大		転		技
	考	■	■		■	
	■	新		■		者

候補

極	散	村	急	科	選
喫	緑	回	無	意	挙
術	会	忍	競	円	機

▶ 答えはP11にあります

001 日目

学習日　　月　　日

二字熟語ネットワーク

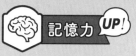

矢印の方向に読むと、二字熟語になるように、マスに漢字を書き込みましょう。

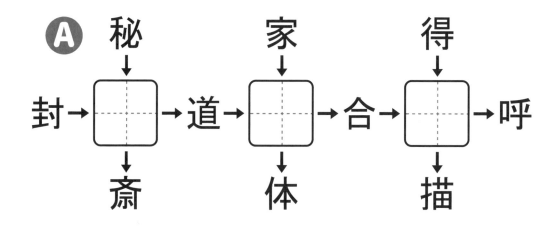

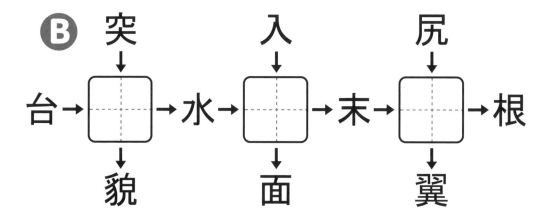

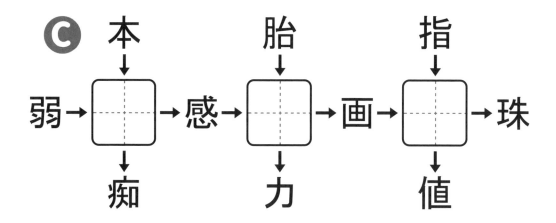

P8
ウォーミングアップ問題
〖答え〗

Ⓐ まん中に「場」　Ⓑ まん中に「立」　Ⓒ まん中に「波」
Ⓓ まん中に「地」　Ⓔ まん中に「空」　Ⓕ まん中に「刀」

ナゾトレ「ある」「ない」

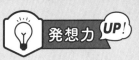

発想力 UP!

「ある」と「ない」の言葉をよく見比べてください。すると、「ある」の言葉には、共通の法則があることがわかります。それは、何でしょう?

ある

五月雨
鉄火巻
海水浴
雑木林
貴金属

ない

にわか雨
かっぱ巻
日光浴
竹林
宝飾品

ある

共通の法則

P9
ウォーミング
アップ問題
〖答え〗

楕	円		極	意		無
	満	喫		外	科	医
解		緊	急	性		村
散	布		旋			
総		大	回	転	競	技
選	考	会		機		術
挙		新	緑		忍	者

バラバラ四字熟語

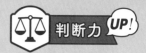判断力 UP!

4つの四字熟語を、バラバラに詰め込みました。元の四字熟語を書き分けてください。詰め込まれた漢字は、1回ずつ使います。

A

票	選	法	国
民	書	致	全
一	家	決	主
満	六	投	場

民□□□

□□一□

□選□□

□□□書

B

地	業	品	寿
回	給	場	校
一	学	天	転
下	司	産	食

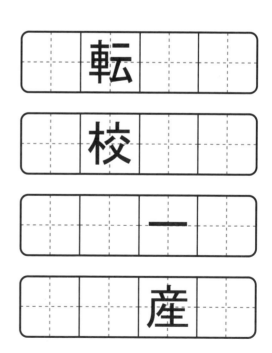

□転□□

□校□□

□□一□

□□産□

001日目
〔答え〕
Ⓐ「書」「具」「点」が入る
Ⓑ「風」「場」「尾」が入る
Ⓒ「音」「動」「数」が入る

004 日目

学習日　　月　　日

三字熟語つなぎ

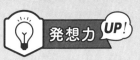
発想力 UP!

A、B、Cから1つずつ漢字をつないで、三字熟語を作ってください。漢字は、すべて1回ずつ使います。

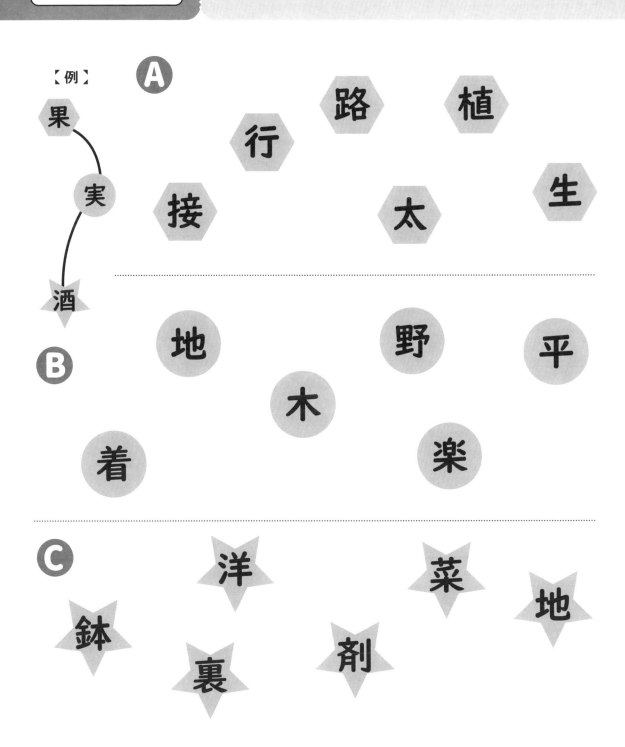

【例】

果 — 実 → 酒

A
行　路　植
接　太　生

B
地　野　平
木
着　楽

C
洋　菜
鉢　地
裏　剤

002 日目
[答え]

「ある」の言葉の真ん中に、「曜日の漢字」が入っていることが法則
五「月」雨、鉄「火」巻、海「水」浴、雑「木」林、貴「金」属

同音異義語

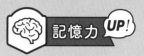

記憶力 UP!

「読み方」は同じで、意味が異なる言葉を「同音異義語」といいます。A 〜 D で、2つずつの同音異義語を書きましょう。

A　かんき

① 窓を開けて［かん　き］した。

② 逆転勝利に［かん　き］した。

B　てんき

① 晴れて［てん　き］がいい。

② 結婚は1つの［てん　き］だ。

C　おうしゅう

① 議論の［おう　しゅう］が激しい。

② 証拠品を［おう　しゅう］する。

D　きょうよう

① 入会を［きょう　よう］する。

② 知識と［きょう　よう］を高める。

003 日目
［答え］

A 民主国家　満場一致　決選投票　六法全書
B 回転寿司　学校給食　天下一品　地場産業

006 日目

学習日　　月　　日

ぐるぐるしりとり

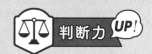 判断力 UP!

左上の角から入って⇒どおり進んだときに、二字熟語のしりとりになるよう、マスを埋めましょう。【候補】の漢字は、すべて1回ずつ使います。

【例】

⇒	⇒	⇒	⇒	⇒	⇓
⇒	⇒	⇒	⇒	⇓	⇓
⇑	⇒	⇒	⇓	⇓	⇓
⇑	⇑	⇐	⇐	⇓	⇓
⇑	⇑	⇐	⇐	⇐	⇓
⇑	⇐	⇐	⇐	⇐	⇐

⇒	音	楽	勝	手	動
学	力	作	家	屋	物
見	口	実	例	台	価
意	出	国	外	本	値
好	算	計	時	当	段
愛	信	着	装	額	差

⇒		縄		化		
	草		画			頭
書		差		学		
	手		解			曜
地		星		庭		
	家		事		和	

候補

食　校　熱　図　路　日　実　金　数
文　沖　原　道　木　段　石　別　空

004 日目
[答え]　接着剤・行楽地・路地裏・太平洋・植木鉢・生野菜

15

007日目

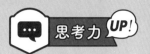 思考力 UP!

反対語

意味がまったく逆の言葉を「反対語」といいます。【候補】の漢字を使って、A～Dで2組ずつの反対語を書きましょう。

A

候補

開	興	終	冷
了	始	静	奮

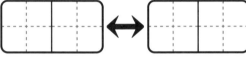
① □□ ↔ □□

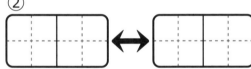
② □□ ↔ □□

B

候補

劣	護	優	待
良	虐	悪	愛

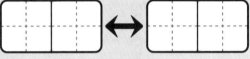
① □□ ↔ □□

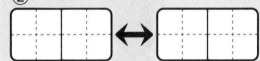
② □□ ↔ □□

C

候補

黒	敢	臆	明
光	勇	暗	病

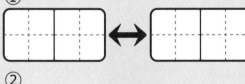
① □□ ↔ □□

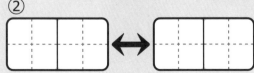
② □□ ↔ □□

D

候補

安	散	全	険
密	危	集	在

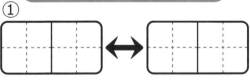
① □□ ↔ □□

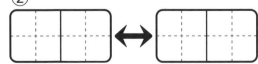
② □□ ↔ □□

005日目
［答え］

A ①換気　②歓喜　**B** ①天気　②転機
C ①応酬　②押収　**D** ①強要　②教養

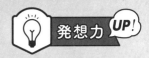

部首別の漢字書き分け

「部首」は、「偏・へん」「冠・かんむり」など、漢字を分類するときに用いられる「漢字の一部分」のことです。部首が同じ漢字を6つ書きましょう。ただし、不要な漢字が、3つ入っています。

A

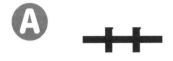

「草冠」を付けても、漢字になるのはどれ？

物	右	者
暑	楽	新
雷	雲	次

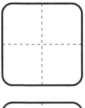 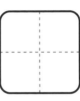 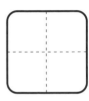
 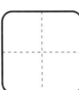 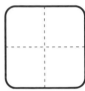

B

「竹冠」を付けても、漢字になるのはどれ？

即	千	干
二	三	田
夭	由	立

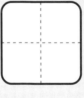 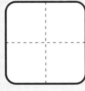 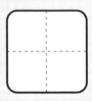
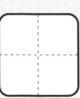 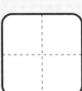 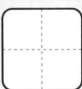

006 日目
〔答え〕

⇒	沖	縄	文	化	石
道	草	原	画	数	頭
書	段	差	別	学	金
図	手	熱	解	校	曜
地	空	星	木	庭	日
路	家	実	事	食	和

沖縄 ⇒ 縄文 ⇒ 文化 ⇒ 化石 ⇒ 石頭 ⇒
頭金 ⇒ 金曜 ⇒ 曜日 ⇒ 日和 ⇒ 和食 ⇒
食事 ⇒ 事実 ⇒ 実家 ⇒ 家路 ⇒ 路地 ⇒
地図 ⇒ 図書 ⇒ 書道 ⇒ 道草 ⇒ 草原 ⇒
原画 ⇒ 画数 ⇒ 数学 ⇒ 学校 ⇒ 校庭 ⇒
庭木 ⇒ 木星 ⇒ 星空 ⇒ 空手 ⇒ 手段 ⇒
段差 ⇒ 差別 ⇒ 別解 ⇒ 解熱

間違いやすい送り仮名

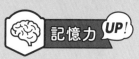

記憶力 UP!

送り仮名をうろ覚えしていませんか? ここでは、特に送り仮名を間違いやすい言葉を集めました。カタカナの部分を、正しい漢字と送り仮名で書きましょう。

A 兄は市役所で<u>ハタラク</u>。

（　　　　　　　　　　）

B 合格は<u>アヤウイ</u>学力だ。

（　　　　　　　　　　）

C 不用意な発言を<u>クヤム</u>。

（　　　　　　　　　　）

D 居酒屋を<u>イトナム</u>。

（　　　　　　　　　　）

E 上司に<u>サカラウ</u>。

（　　　　　　　　　　）

F 赤ちゃんは<u>スコヤカ</u>だ。

（　　　　　　　　　　）

G 安否を<u>タシカメル</u>。

（　　　　　　　　　　）

H 白に赤が<u>マジル</u>。

（　　　　　　　　　　）

I 国道と県道が<u>マジワル</u>。

（　　　　　　　　　　）

J 過失を<u>ミトメル</u>。

（　　　　　　　　　　）

K 自分の半生を<u>カエリミル</u>。

（　　　　　　　　　　）

L 新鮮さを<u>ソコナウ</u>。

（　　　　　　　　　　）

---

007 日目
[答え]

A ①開始⇔終了　②冷静⇔興奮　**B** ①愛護⇔虐待　②優良⇔劣悪
C ①暗黒⇔光明　②勇敢⇔臆病　**D** ①安全⇔危険　②密集⇔散在

部品を詰めて言葉づくり 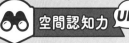 空間認知力 UP!

タテに読むと、四字熟語になるように、4つの部品を組み合わせて、下・2つのマスを埋めましょう。

【例】

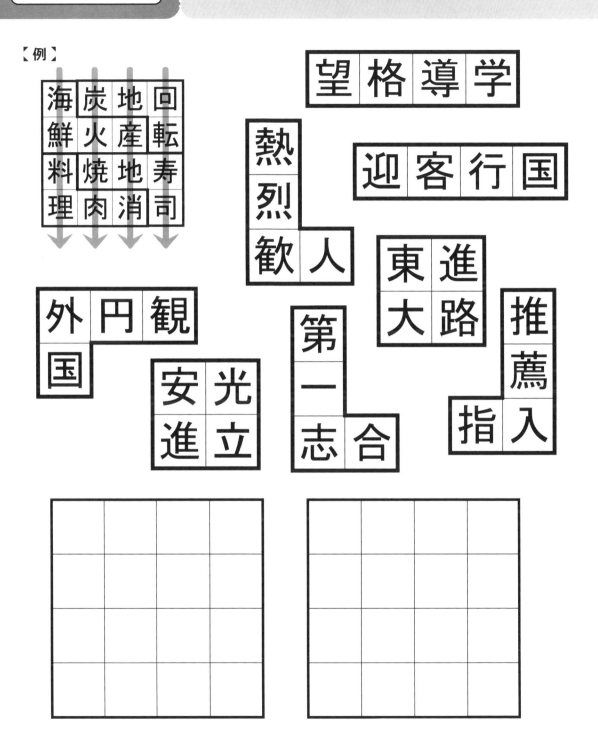

008 日目
［答え］

Ⓐ　若・著・薬・薪・蕾・茨
Ⓑ　節・竿・竺・笑・笛・笠

漢字かくれんぼ

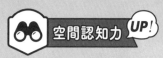

空間認知力 UP!

漢字の一部だけが見えています。元はどんな字なのかを見抜いて、2つの三字熟語に書き分けましょう。

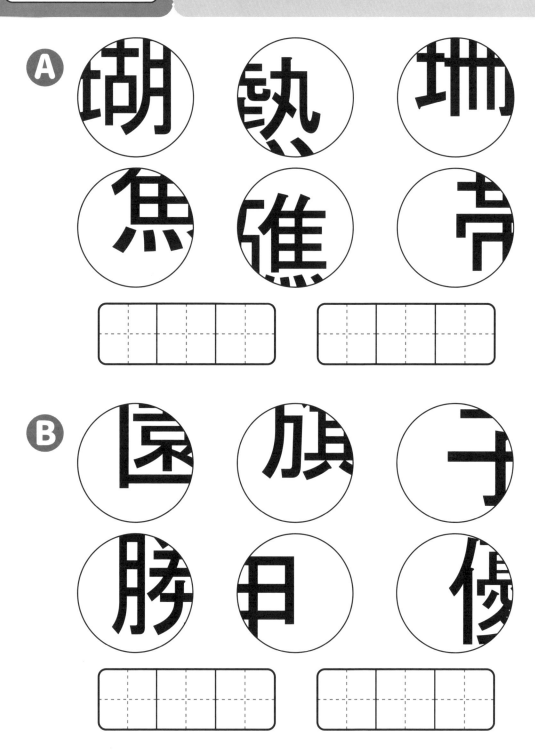

外来語の意味

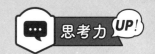
思考力 UP!

太い下線の言葉は、会話の中で使われている「カタカナ語（外来語）」です。その日本語を漢字で書き、カタカナ語と漢字を、声に出して読みましょう。

Ａ 本番並みの<u>シミュレーション</u>。

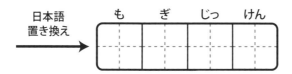

日本語
置き換え →

も	ぎ	じっ	けん

Ｂ <u>セカンドオピニオン</u>で確かめる。

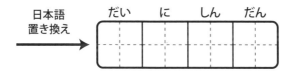

日本語
置き換え →

だい	に	しん	だん

Ｃ パソコンの<u>セキュリティー</u>を強化。

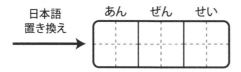

日本語
置き換え →

あん	ぜん	せい

Ｄ 駅への<u>アクセス</u>がいい住まいだ。

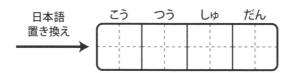

日本語
置き換え →

こう	つう	しゅ	だん

010 日目
［答え］

第	東	進	推
一	大	路	薦
志	合	指	入
望	格	導	学

熱	外	円	観
烈	国	安	光
歓	人	進	立
迎	客	行	国

漢字組み立て復活

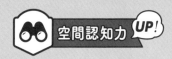

1つの漢字を4つに分割したものを、A〜Fに並べました。元の漢字は何でしょうか？ 元の漢字を並べると六字熟語になります。その言葉を書きましょう。

A

B

C

D

E

F

A	B	C	D	E	F

Ⓐ珊瑚礁　熱帯魚
Ⓑ甲子園　優勝旗

漢字詰めクロスワード

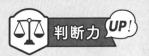
判断力 UP!

【候補】の漢字をマスに当てはめて、タテから読んでも、ヨコから読んでも、熟語になるように、マスを埋めましょう。

A

候補

数	道	歩	所
名	究	計	学
理	者	曲	研
横			

（グリッド：断、転、余、術、探）

B

候補

温	合	金
協	糖	頭
音	組	待

（グリッド：不、望、同、和、室、帯、平）

Ⓐ シミュレーション＝模擬実験　Ⓑ セカンドオピニオン＝第二診断
Ⓒ セキュリティー＝安全性　Ⓓ アクセス＝交通手段

23

観光地と都道府県

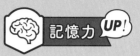

A～Gそれぞれの「読み方」を書いて、それと関係がある都道府県を線でつなぎましょう。

A 五稜郭公園　●　　　●　山梨県
（　　　　　）

B 鬼怒川温泉　●　　　●　北海道
（　　　　　）

C 黒部峡谷　●　　　●　滋賀県
（　　　　　）

D 本栖湖　●　　　●　大阪府
（　　　　　）

E 浜名湖　●　　　●　富山県
（　　　　　）

F 琵琶湖　●　　　●　栃木県
（　　　　　）

G 通天閣　●　　　●　静岡県
（　　　　　）

013日目
［答え］

A	B	C	D	E	F
国	民	健	康	保	険

学習日　　月　　日

同じ漢字を使う慣用句

💬 思考力 UP!

昔から習慣として使われてきた言い回しを「慣用句」といいます。その中で、同じ身体の一部の漢字を含んでいるものを並べました。A〜Fで、慣用句が成り立つ共通の漢字を書きましょう。

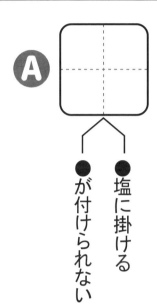

A
- ●塩に掛ける
- ●が付けられない

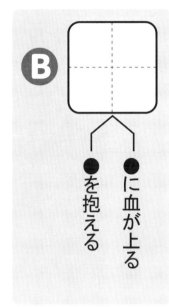

B
- ●に血が上る
- ●を抱える

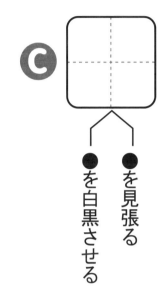

C
- ●を見張る
- ●を白黒させる

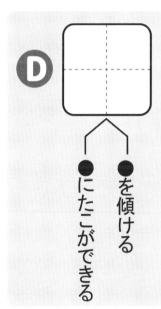

D
- ●を傾ける
- ●にたこができる

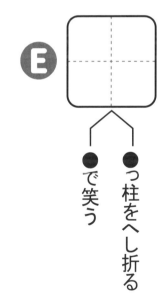

E
- ●っ柱をへし折る
- ●で笑う

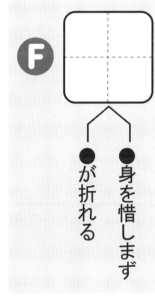

F
- ●身を惜しまず
- ●が折れる

014日目 〔答え〕

Ⓐ

横	断	歩	道	
転	■	数	理	学
■	余	計	■	術
名	所	■	■	研
曲	者	■	探	究

Ⓑ

不	■	■	待	望
協	同	組	合	■
和	■	■	室	温
音	頭	■	■	帯
■	■	金	平	糖

017日目

学習日　　月　　日

同じ部首を足して二字熟語 発想力 UP!

「部首」は、「偏・へん」「冠・かんむり」など、漢字を分類するとき
に用いられる「漢字の一部分」のことです。同じ部首を足して、二
字熟語を書きましょう。

【例】 失 岡 → 鉄 鋼

Ⓐ 也 或 →

Ⓑ 乎 及 →

Ⓒ 毎 羊 →

Ⓓ 幾 戒 →

Ⓔ 非 憂 →

Ⓕ 直 木 →

015日目
［答え］
Ⓐ ごりょうかくこうえん－北海道　Ⓑ きぬがわおんせん－栃木県
Ⓒ くろべきょうこく－富山県　Ⓓ もとすこ－山梨県　Ⓔ はまなこ－静岡県
Ⓕ びわこ－滋賀県　Ⓖ つうてんかく－大阪府

学習日　　月　　日

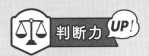

四字熟語ネットワーク

上から下へ読むタテ2つ、左上から右下へ読むナナメ1つ、合計3つの四字熟語が成り立つように、【候補】の漢字を書きましょう。【候補】は、すべて1回ずつ使います。

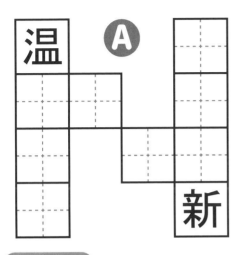

候補

知効故室果術革技

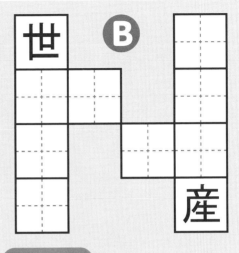

候補

調的界査論財遺知

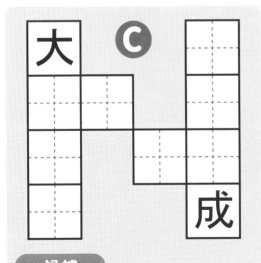

候補

撫和地子器造晩宅

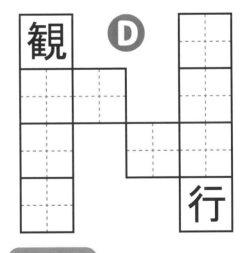

候補

言物植光実旅葉不

学習日　　月　　日

類義語

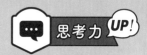思考力 UP!

「無事≒安全」「便利≒重宝」といった、意味が似ている言葉を「類義語」といいます。【候補】の漢字を使って、2組ずつ類義語を書きましょう。

A

候補

| 憾 | 残 | 迅 | 念 |
| 機 | 遺 | 敏 | 速 |

① □□ ≒ □□

② □□ ≒ □□

B

候補

| 粗 | 独 | 有 | 杜 |
| 専 | 占 | 撰 | 雑 |

① □□ ≒ □□

② □□ ≒ □□

C

候補

| 陳 | 布 | 願 | 伝 |
| 情 | 請 | 道 | 教 |

① □□ ≒ □□

② □□ ≒ □□

D

候補

| 歴 | 経 | 忍 | 歴 |
| 我 | 耐 | 履 | 慢 |

① □□ ≒ □□

② □□ ≒ □□

017 日目
［答え］

Ⓐ「土偏」也或→地域　Ⓑ「口偏」乎及→呼吸　Ⓒ「三水」毎羊→海洋
Ⓓ「木偏」幾戒→機械　Ⓔ「人偏」非憂→俳優　Ⓕ「木偏」直木→植林

濁点を加えて別の言葉

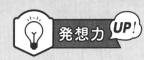

発想力 UP!

「指針・ししん→地震・じしん」「忠告・ちゅうこく→中国・ちゅうごく」
のように、1か所だけ濁点を加えた別の言葉・読みを【候補】の
漢字を使って、4つずつ書きましょう。

A

候補

車　該　外　岩
月　当　溶　間

① 会社 →
かいしゃ　　（　　　　　　）

② 回答 →
かいとう　　（　　　　　　）

③ 洋館 →
ようかん　　（　　　　　　）

④ 血管 →
けっかん　　（　　　　　　）

B

候補

球　利　女　白
性　害　眼　人

① 理解 →
りかい　　（　　　　　　）

② 書生 →
しょせい　　（　　　　　　）

③ 緩急 →
かんきゅう　（　　　　　　）

④ 迫真 →
はくしん　　（　　　　　　）

018日目
［答え］

A			B			C			D		
温室効果	故	技術革新	世論調査	界	知的財産	大和撫子	器	宅地造成	観葉植物	光	不言実行

温室効果／故知／技術革新／世論調査／世界遺産／知的財産／大和撫子／晩器／宅地造成／観葉植物／光旅／不言実行

021 日目

学習日　　月　　日

間違いやすい日本語

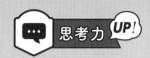 思考力 UP!

読みや文字の使い方が似ていて、間違いやすい日本語があります。正しい方に「〇」を付けて、その読み方をひらがなで、下の枠に書き、声に出して読みましょう。

A
- [ ] 風の便り
- [ ] 風の噂

読み方

B
- [ ] 脚光を浴びる
- [ ] 脚光を集める

読み方

C
- [ ] 極め付き
- [ ] 極め付け

読み方

D
- [ ] 口を濁す
- [ ] 言葉を濁す

読み方

E
- [ ] 采配を振る
- [ ] 采配をふるう

読み方

F
- [ ] 汚名返上
- [ ] 汚名挽回

読み方

G
- [ ] 濡れ手で泡
- [ ] 濡れ手で粟

読み方

H
- [ ] 危機一発
- [ ] 危機一髪

読み方

---

019 日目 [答え]

Ⓐ①遺憾≒残念　②機敏≒迅速　　Ⓑ①独占≒専有　②杜撰≒粗雑
Ⓒ①陳情≒請願　②伝道≒布教　　Ⓓ①履歴≒経歴　②我慢≒忍耐

30

四文字クロスワード

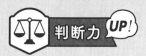判断力 UP!

ヨコ＝左→右、タテ＝上→下で読むと熟語になるように、A〜E のマスに下の漢字を書きましょう。

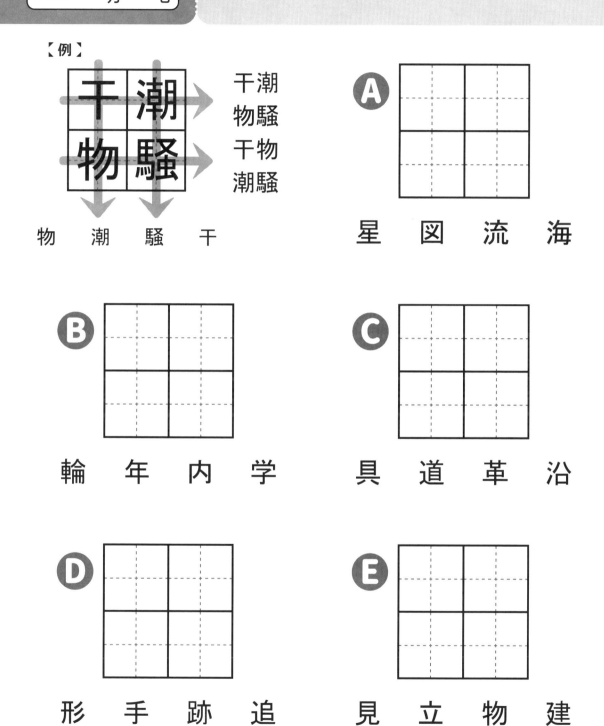

【例】

| 干 | 潮 | → | 干潮 |
| 物 | 騒 | | 物騒 |

→ 干物
潮騒

物　潮　騒　干

A

星　図　流　海

B

輪　年　内　学

C

具　道　革　沿

D

形　手　跡　追

E

見　立　物　建

Ⓐ①会社→外車・がいしゃ　②回答→該当・がいとう　③洋館→溶岩・ようがん　④血管→月間・げっかん　Ⓑ①理解→利害・りがい　②書生→女性・じょせい　③緩急→眼球・がんきゅう　④迫真→白人・はくじん

バラバラ四字熟語

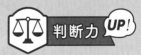
判断力 UP!

4つの四字熟語を、バラバラに詰め込みました。元の四字熟語を
書き分けてください。詰め込まれた漢字は、1回ずつ使います。

A

通	駐	行	度
車	制	一	側
限	行	禁	片
止	速	通	方

		方		

		禁		

	限			

	側			

B

話	圏	機	面
更	携	波	変
示	外	画	帯
種	電	電	表

携				

	種			

		圏		

			面	

021 日目 〔答え〕

Ⓐ風の便り＝かぜのたより　Ⓑ脚光を浴びる＝きゃっこうをあびる　Ⓒ極め付き
＝きわめつき　Ⓓ言葉を濁す＝ことばをにごす　Ⓔ采配を振る＝さいはいをふる
Ⓕ汚名返上＝おめいへんじょう　Ⓖ濡れ手で粟＝ぬれてであわ　Ⓗ危機一髪＝き
きいっぱつ

三字熟語つなぎ

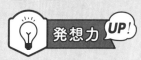 発想力 UP!

A、B、Cから1つずつ漢字をつないで、三字熟語を作ってください。漢字は、すべて1回ずつ使います。

【例】

A

果 — 実 — 酒

脳　登　武

親　格　盛

B

記　沢　闘

孝　道

細

C

行　山　簿　技

館　胞

022 日目
［答え］

A		B		C		D		E	
海	流	学	年	沿	道	追	跡	建	立
図	星	内	輪	革	具	手	形	物	見

33

同音異義語

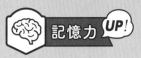記憶力 UP!

「読み方」は同じで、意味が異なる言葉を「同音異義語」といいます。A 〜 D で、2つずつの同音異義語を書きましょう。

A しゅうかん

① 体操が朝の〔しゅう かん〕だ。

② 読書〔しゅう かん〕の話題作だ。

B あいしょう

① キャラの〔あい しょう〕を募集中。

② 〔あい しょう〕の良い仲間だ。

C そうぞう

① 未来を〔そう ぞう〕する。

② 独自の表現で〔そう ぞう〕する。

D かいほう

① 容体が〔かい ほう〕に向かう。

② 囲碁部の〔かい ほう〕を読む。

026日目

学習日　　月　　日

ぐるぐるしりとり

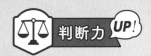 判断力 UP!

左上の角から入って⇒どおり進んだときに、二字熟語のしりとりになるよう、マスを埋めましょう。【候補】の漢字は、すべて1回ずつ使います。

【例】

⇒	⇒	⇒	⇒	⇒	⇓
⇒	⇒	⇒	⇒	⇓	⇓
⇑	⇒	⇒	⇓	⇓	⇓
⇑	⇑	⇐	⇐	⇓	⇓
⇑	⇑	⇑	⇐	⇐	⇓
⇑	⇐	⇐	⇐	⇐	⇐

⇒	音	楽	勝	手	動
学	力	作	家	屋	物
見	口	実	例	台	価
意	出	国	外	本	値
好	算	計	時	当	段
愛	信	着	装	額	差

⇒		作		心		
	所		席			合
会		休		位		
	先		吹			形
寿		声		物		
	面		録		手	

候補

司	順	優	置	雪	代	産	配	用
場	画	在	記	長	相	体	息	豊

024日目〔答え〕　親孝行・脳細胞・登記簿・格闘技・武道館・盛沢山

反対語

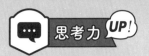
思考力 UP!

意味がまったく逆の言葉を「反対語」といいます。【候補】の漢字を使って、A〜Dで2組ずつの反対語を書きましょう。

A

候補

放	束	解	公
秘	拘	密	然

① ☐☐ ↔ ☐☐

② ☐☐ ↔ ☐☐

B

候補

安	安	辞	肉
世	皮	心	不

① ☐☐ ↔ ☐☐

② ☐☐ ↔ ☐☐

C

候補

外	解	易	政
難	交	内	平

① ☐☐ ↔ ☐☐

② ☐☐ ↔ ☐☐

D

候補

苦	没	浮	痛
上	沈	楽	快

① ☐☐ ↔ ☐☐

② ☐☐ ↔ ☐☐

025 日目 [答え]

A ①習慣 ②週間　B ①愛称 ②相性
C ①想像 ②創造　D ①快方 ②会報

部首別の漢字書き分け

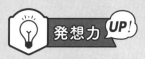

「部首」は、「偏・へん」「冠・かんむり」など、漢字を分類するとき
に用いられる「漢字の一部分」のことです。部首が同じ漢字を6
つ書きましょう。ただし、不要な漢字が、3つ入っています。

A　宀

「穴冠」を付けても、漢字になるのはどれ？

工	大	王
馬	切	屈
九	五	牙

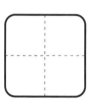 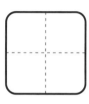 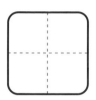
  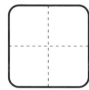

B　氵

「三水」を付けても、漢字になるのはどれ？

兵	五	谷
六	戻	羊
手	由	皮

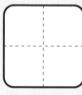
  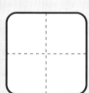

026 日目［答え］

⇒	豊	作	用	心	配
場	所	在	席	順	合
会	代	休	息	位	体
司	先	雪	吹	置	形
寿	優	声	産	物	相
長	面	画	録	記	手

豊作 ⇒ 作用 → 用心 ⇒ 心配 ⇒ 配合 →
合体 ⇒ 体形 ⇒ 形相 ⇒ 相手 ⇒ 手記 ⇒
記録 ⇒ 録画 ⇒ 画面 ⇒ 面長 ⇒ 長寿 ⇒
寿司 ⇒ 司会 ⇒ 会場 ⇒ 場所 ⇒ 所在 ⇒
在席 ⇒ 席順 ⇒ 順位 ⇒ 位置 ⇒ 置物 ⇒
物産 ⇒ 産声 ⇒ 声優 ⇒ 優先 ⇒ 先代 ⇒
代休 ⇒ 休息 ⇒ 息吹 ⇒ 吹雪

間違いやすい送り仮名

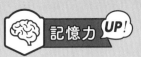
記憶力 UP!

送り仮名をうろ覚えしていませんか? ここでは、特に送り仮名を間違いやすい言葉を集めました。カタカナの部分を、正しい漢字と送り仮名で書きましょう。

Ⓐ ミズカラ潔白を証明する。

（　　　　　　　　　　）

Ⓑ イチジルシイ発展を遂げる。

（　　　　　　　　　　）

Ⓒ 猛暑がヤワラグ。

（　　　　　　　　　　）

Ⓓ リンゴ栽培がサカンだ。

（　　　　　　　　　　）

Ⓔ ヨロコバシイ結果となる。

（　　　　　　　　　　）

Ⓕ スミヤカに車を移動する。

（　　　　　　　　　　）

Ⓖ 私語をツツシム。

（　　　　　　　　　　）

Ⓗ 英気をヤシナウ。

（　　　　　　　　　　）

Ⓘ 不正がアカルミになる。

（　　　　　　　　　　）

Ⓙ 歳月をツイヤス。

（　　　　　　　　　　）

Ⓚ オサナイ妹を眠らせる。

（　　　　　　　　　　）

Ⓛ 商品開発にカカワル。

（　　　　　　　　　　）

部品を詰めて言葉づくり 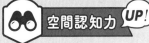 空間認知力 UP!

タテに読むと、四字熟語になるように、4つの部品を組み合わせて、下・2つのマスを埋めましょう。

【例】

海	炭	地	回
鮮	火	産	転
料	焼	地	寿
理	肉	消	司

招	記
致	録

人	衛	実
		況

界	歌
	斉
	唱

本	輪
代	
表	

	選
	挙
中	速

日	五	世	国

気	星
番	放

組	送	継	報

漢字かくれんぼ

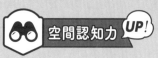

漢字の一部だけが見えています。元はどんな字なのかを見抜いて、2つの三字熟語に書き分けましょう。

Ⓐ

Ⓑ

外来語の意味

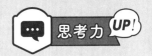

太い下線の言葉は、会話の中で使われている「カタカナ語（外来語）」です。その日本語を漢字で書き、カタカナ語と漢字を、声に出して読みましょう。

A 上司の小言に**ストレス**を感じる。

日本語
置き換え →

せい	しん	てき	じゅう	あつ

B 空き缶を**リサイクル**する。

日本語
置き換え →

さい	り	よう

C 清掃の**ボランティア**に参加した。

日本語
置き換え →

ほう	し	かつ	どう

D **レクリエーション**はダンスだ。

日本語
置き換え →

ご	らく

030 日目
［答え］

人	衛	実	選
気	星	況	挙
番	放	中	速
組	送	継	報

日	五	世	国
本	輪	界	歌
代	招	記	斉
表	致	録	唱

033 日目

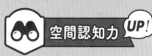

漢字組み立て復活

学習日　　月　　日

1つの漢字を4つに分割したものを、A〜Fに並べました。元の漢字は何でしょうか？元の漢字を並べると六字熟語になります。その言葉を書きましょう。

A　B　C　D　E　F

031 日目 ［答え］

機関車　新幹線
誕生日　成人式

42

漢字詰めクロスワード

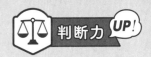

判断力 UP!

【候補】の漢字をマスに当てはめて、タテから読んでも、ヨコから読んでも、熟語になるように、マスを埋めましょう。

A

候補

破　大　東
就　風　馬
終　傷　原
職

		寸		
	始		河	
				耳
		難		

B

候補

曲　親　名
寿　者　形
交　外　物
長

	固			
花		役		
			番	
			付	
	響			切

Ⓐストレス＝精神的重圧　Ⓑリサイクル＝再利用
Ⓒボランティア＝奉仕活動　Ⓓレクリエーション＝娯楽

43

観光地と都道府県

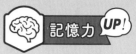

A〜Gそれぞれの「読み方」を書いて、それと関係がある都道府県を線でつなぎましょう。

A 三朝温泉 ●　　● 高知県
（　　　　　　）

B 錦帯橋 ●　　● 東京都
（　　　　　　）

C 室戸岬 ●　　● 山梨県
（　　　　　　）

D 田沢湖 ●　　● 山口県
（　　　　　　）

E 中禅寺湖 ●　　● 鳥取県
（　　　　　　）

F 秋葉原電気街 ●　　● 秋田県
（　　　　　　）

G 山中湖 ●　　● 栃木県
（　　　　　　）

033日目［答え］

A	B	C	D	E	F
世	界	自	然	遺	産

学習日　　月　　日

同じ漢字を使う慣用句

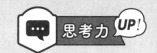 思考力 UP!

昔から習慣として使われてきた言い回しを「慣用句」といいます。その中で、同じ身体の一部の漢字を含んでいるものを並べました。A～Fで、慣用句が成り立つ共通の漢字を書きましょう。

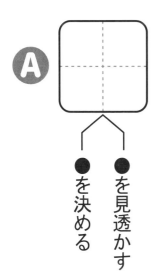

A
●を決める
●を見透かす

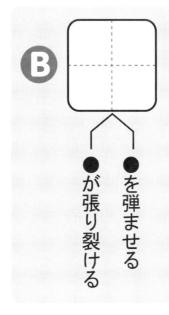

B
●が張り裂ける
●を弾ませる

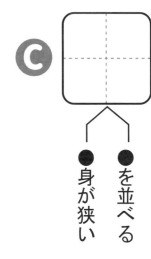

C
●身が狭い
●を並べる

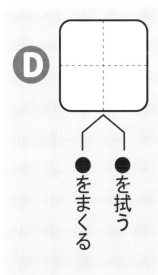

D
●をまくる
●を拭う

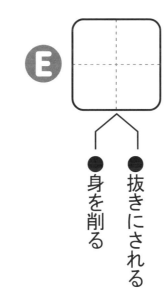

E
●身を削る
●抜きにされる

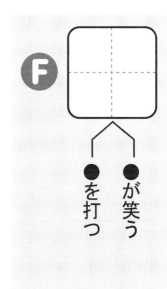

F
●を打つ
●が笑う

034日目
[答え]

A

	原	寸	大	
終	始		河	馬
				耳
就	職	難		東
		破	傷	風

B

	固		長	寿
花	形	役	者	
	物		番	
外		名	付	親
交	響	曲		切

45

同じ部首を足して二字熟語 発想力 UP!

「部首」は、「偏・へん」「冠・かんむり」など、漢字を分類するときに用いられる「漢字の一部分」のことです。同じ部首を足して、二字熟語を書きましょう。

【例】 失 岡 → | 鉄 | 鋼 |

A 市 未 → 　　

B 舌 兄 → 　　

C 令 東 → 　　

D 旨 方 → 　　

E 早 化 → 　　

F 垂 民 → 　　

035 日目
〔答え〕
Ⓐみささおんせん－鳥取県　Ⓑきんたいきょう－山口県
Ⓒむろとみさき－高知県　Ⓓたざわこ－秋田県　Ⓔちゅうぜんじこ－栃木県
Ⓕあきはばらでんきがい－東京都　Ⓖやまなかこ－山梨県

四字熟語ネットワーク

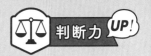
上から下へ読むタテ2つ、左上から右下へ読むナナメ1つ、合計3つの四字熟語が成り立つように、【候補】の漢字を書きましょう。【候補】は、すべて1回ずつ使います。

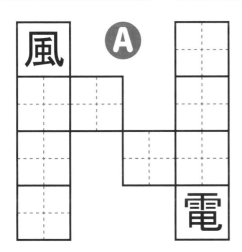

候補

林活山力火発生家

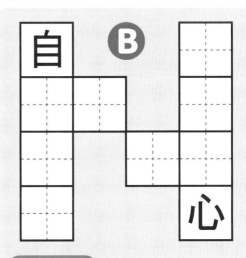

候補

心自中給以足己伝

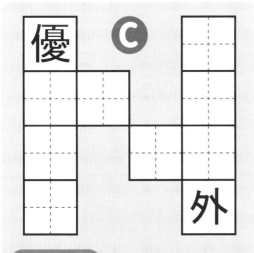

候補

想先勝圏順奇位天

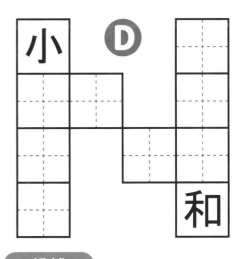

候補

世選日界区春挙平

類義語

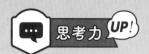思考力 UP!

「無事≒安全」「便利≒重宝」といった、意味が似ている言葉を「類義語」といいます。【候補】の漢字を使って、2組ずつ類義語を書きましょう。

A

候補

談 渉 順 判
序 次 交 第

①
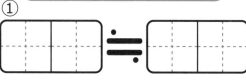

②
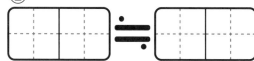

B

候補

信 設 頼 施
備 用 設 信

①
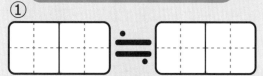

②
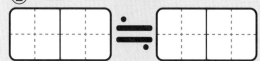

C

候補

達 進 発 想
回 歩 追 想

①
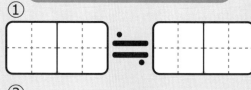

②
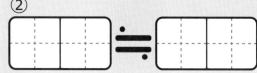

D

候補

悠 永 理 遠
倫 道 久 徳

①
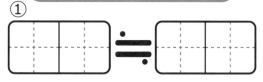

②
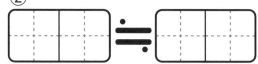

037日目
[答え]

Ⓐ「女偏」市未→姉妹　Ⓑ「三水」舌兄→活況　Ⓒ「二水」令東→冷凍
Ⓓ「肉月」旨方→脂肪　Ⓔ「草冠」早化→草花　Ⓕ「目偏」垂民→睡眠

040日目

学習日　　月　　日

濁点を加えて別の言葉

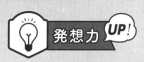

発想力 UP!

「指針・ししん→地震・じしん」「忠告・ちゅうこく→中国・ちゅうごく」のように、1か所だけ濁点を加えた別の言葉・読みを【候補】の漢字を使って、4つずつ書きましょう。

A

候補

外	国	人	道
新	郷	敵	土

① 黒糖 → ☐☐　（　　　　）
こくとう

② 心身 → ☐☐　（　　　　）
しんしん

③ 快適 → ☐☐　（　　　　）
かいてき

④ 京都 → ☐☐　（　　　　）
きょうと

B

候補

室	情	書	法
友	辞	人	自

① 優勝 → ☐☐　（　　　　）
ゆうしょう

② 司書 → ☐☐　（　　　　）
ししょ

③ 方針 → ☐☐　（　　　　）
ほうしん

④ 資質 → ☐☐　（　　　　）
ししつ

038日目
〔答え〕

A
風林火山　力　発　生活家電

B
自給自足　己　中　以心伝心

C
優先順位　勝　圏　奇想天外

D
小選挙区　春　日　世界平和

49

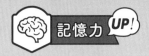

二字熟語ネットワーク

矢印の方向に読むと、二字熟語になるように、マスに漢字を書き込みましょう。

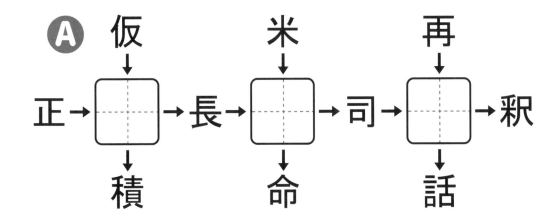

A

仮 ↓
正 → □ → 長 → □ → 司 → □ → 釈
　　↓ 積　　　↓ 命　　　↓ 話
（上：仮・米・再）

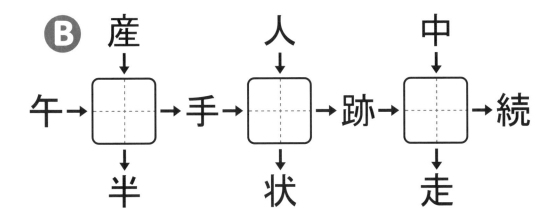

B

産 ↓
午 → □ → 手 → □ → 跡 → □ → 続
　　↓ 半　　　↓ 状　　　↓ 走
（上：産・人・中）

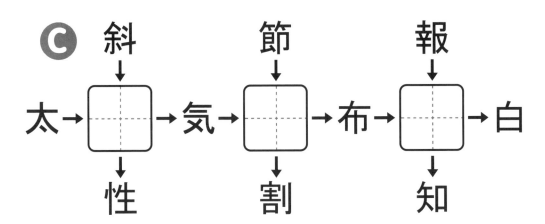

C

斜 ↓
太 → □ → 気 → □ → 布 → □ → 白
　　↓ 性　　　↓ 割　　　↓ 知
（上：斜・節・報）

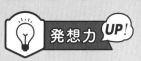

ナゾトレ「ある」「ない」

「ある」と「ない」の言葉をよく見比べてください。すると、「ある」の言葉には、共通の法則があることがわかります。それは、何でしょう?

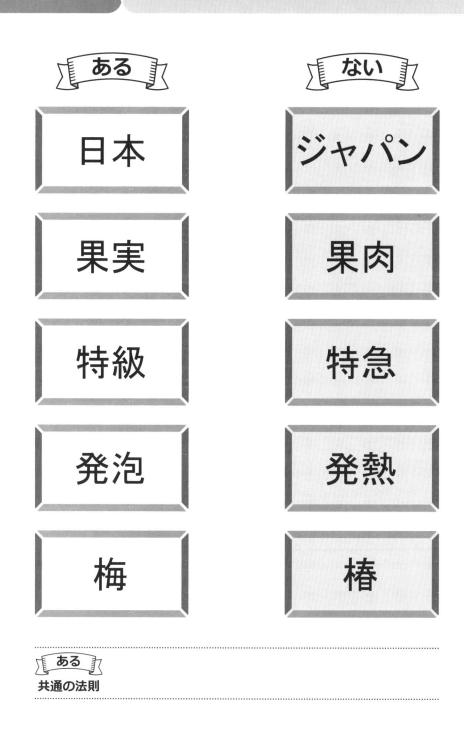

ある	ない
日本	ジャパン
果実	果肉
特級	特急
発泡	発熱
梅	椿

ある
共通の法則

Ⓐ①黒糖→国道・こくどう　②心身→新人・しんじん　③快適→外敵・がいてき　④京都→郷土・きょうど　Ⓑ①優勝→友情・ゆうじょう　②司書→辞書・じしょ　③方針→法人・ほうじん　④資質→自室・じしつ

51

バラバラ四字熟語

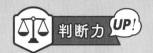

判断力 UP!

4つの四字熟語を、バラバラに詰め込みました。元の四字熟語を書き分けてください。詰め込まれた漢字は、1回ずつ使います。

Ⓐ

争	生	肉	鎖
物	食	存	適
競	弱	境	環
連	食	応	強

弱　　　　　

　　　　争

　　　　鎖

環　　　　

Ⓑ

登	軽	脈	半
湖	飛	猪	津
海	能	苗	山
驒	代	峡	島

津　　　　

能　　　　

　　驒　　

　　苗　　

041 日目
[答え]

Ⓐ「面」「寿」「会」が入る
Ⓑ「後」「形」「継」が入る
Ⓒ「陽」「分」「告」が入る

三字熟語つなぎ

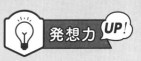

発想力 UP!

A、B、C から1つずつ漢字をつないで、三字熟語を作ってください。漢字は、すべて1回ずつ使います。

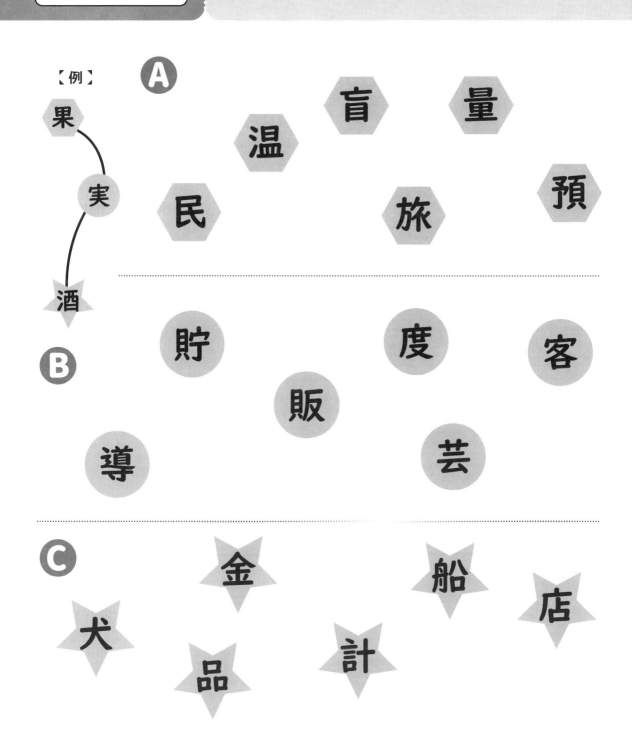

【 例 】

A
果
実
酒
温　盲　量
民　旅　預

B
貯　度　客
販
芸
導

C
金　船　店
犬
品　計

学習日　月　日

同音異義語

記憶力 UP!

「読み方」は同じで、意味が異なる言葉を「同音異義語」といいます。A ～ D で、2つずつの同音異義語を書きましょう。

A しょうがい

① しょう／がい ▢▢ 物を撤去する。

② しょう／がい ▢▢ かけて愛する。

B ように

① 不足なく よう／い ▢▢ する。

② よう／い ▢▢ な作業だ。

C かんしょう

① 他人に かん／しょう ▢▢ しない。

② 絵画を かん／しょう ▢▢ する。

D いぎ

① 参加する い／ぎ ▢▢ がある。

② 侵攻に い／ぎ ▢▢ を唱える。

043日目 ［答え］

Ⓐ 弱肉強食　生存競争　食物連鎖　環境適応
Ⓑ 津軽海峡　能登半島　飛驒山脈　猪苗代湖

ぐるぐるしりとり

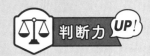判断力 UP!

左上の角から入って⇒どおり進んだときに、二字熟語のしりとりになるよう、マスを埋めましょう。【候補】の漢字は、すべて1回ずつ使います。

【例】

⇒	⇒	⇒	⇒	⇒	⇓
⇒	⇒	⇒	⇒	⇓	⇓
⇑	⇒	⇒	⇓	⇓	⇓
⇑	⇑	⇐	⇐	⇓	⇓
⇑	⇑	⇐	⇐	⇐	⇓
⇑	⇐	⇐	⇐	⇐	⇐

⇒	音	楽	勝	手	動
学	力	作	家	屋	物
見	口	実	例	台	価
意	出	国	外	本	値
好	算	計	時	当	段
愛	信	着	装	額	差

問題

⇒		茶		山	
	信		令		点
的		根		室	
	薬		格		台
役		種		営	
	家		見		得

候補

目　所　業　箱　頂　畑　火　灯　和
本　主　号　確　性　意　町　子　緑

044 日目 ［答え］

民芸品・温度計・盲導犬・旅客船・量販店・預貯金

反対語

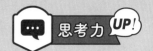

意味がまったく逆の言葉を「反対語」といいます。【候補】の漢字を使って、A〜Dで2組ずつの反対語を書きましょう。

A

候補

歓 緻 散 哀
密 悲 喜 漫

① □□ ↔ □□

② □□ ↔ □□

B

候補

観 早 刻 験
遅 察 実 退

① □□ ↔ □□

② □□ ↔ □□

C

候補

丈 始 華 着
終 奢 頑 発

① □□ ↔ □□

② □□ ↔ □□

D

候補

喧 閑 散 騒
合 解 静 集

① □□ ↔ □□

② □□ ↔ □□

045 日目
［答え］

Ⓐ ①障害　②生涯
Ⓑ ①用意　②容易
Ⓒ ①干渉　②観賞
Ⓓ ①意義　②異議

048 日目

学習日　月　日

部首別の漢字書き分け

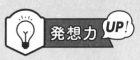

「部首」は、「偏・へん」「冠・かんむり」など、漢字を分類するときに用いられる「漢字の一部分」のことです。部首が同じ漢字を6つ書きましょう。ただし、不要な漢字が、3つ入っています。

A

「あみがしら」を付けても、漢字になるのはどれ？

能　豚　直
氏　非　否
者　維　馬

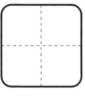 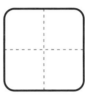 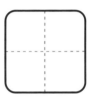

  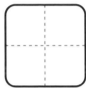

B

「手偏」を付けても、漢字になるのはどれ？

乙　広　舎
甲　水　屋
最　武　式

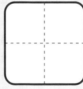 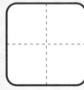 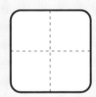

  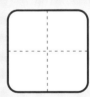

---

046 日目 ［答え］

⇒	緑	茶	畑	山	頂
確	信	号	令	和	点
的	箱	根	性	室	灯
目	薬	子	格	町	台
役	火	種	業	営	所
主	家	本	見	意	得

緑茶 ⇒ 茶畑 ⇒ 畑山 ⇒ 山頂 ⇒ 頂点 ⇒
点灯 ⇒ 灯台 ⇒ 台所 ⇒ 所得 ⇒ 得意 ⇒
意見 ⇒ 見本 ⇒ 本家 ⇒ 家主 ⇒ 主役 ⇒
役目 ⇒ 目的 ⇒ 的確 ⇒ 確信 ⇒ 信号 ⇒
号令 ⇒ 令和 ⇒ 和室 ⇒ 室町 ⇒ 町営 ⇒
営業 ⇒ 業種 ⇒ 種火 ⇒ 火薬 ⇒ 薬箱 ⇒
箱根 ⇒ 根性 ⇒ 性格 ⇒ 格子

57

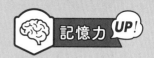

間違いやすい送り仮名

送り仮名をうろ覚えしていませんか? ここでは、特に送り仮名を間違いやすい言葉を集めました。カタカナの部分を、正しい漢字と送り仮名で書きましょう。

Ⓐ 叱責された姿がアワレだ。

(　　　　　　　　　)

Ⓑ メズラシイ土産が届いた。

(　　　　　　　　　)

Ⓒ タダチニ出発しなさい。

(　　　　　　　　　)

Ⓓ 会の雰囲気はナゴヤカだ。

(　　　　　　　　　)

Ⓔ 遭難者をタスケル。

(　　　　　　　　　)

Ⓕ 痛打をクラウ。

(　　　　　　　　　)

Ⓖ ツメタイ態度が残念だ。

(　　　　　　　　　)

Ⓗ 合否に影響をオヨボス。

(　　　　　　　　　)

Ⓘ 組合の規約をサダメル。

(　　　　　　　　　)

Ⓙ ムカイのお宅に届け物。

(　　　　　　　　　)

Ⓚ 街の治安をオビヤカス。

(　　　　　　　　　)

Ⓛ 力の限りをツクス。

(　　　　　　　　　)

部品を詰めて言葉づくり　空間認知力 UP!

タテに読むと、四字熟語になるように、4つの部品を組み合わせて、下・2つのマスを埋めましょう。

【例】

海	炭	地	回
鮮	火	産	転
料	焼	地	寿
理	肉	消	司

着 日 探
陸
観
食 査 測
源 船 業 刻

月 皆 惑
面
豪 遠 満
華
海
洋 潮
洋
資 客
漁 時
天
既 星 体

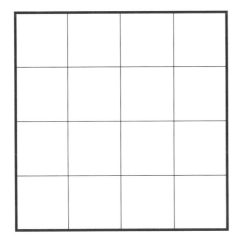

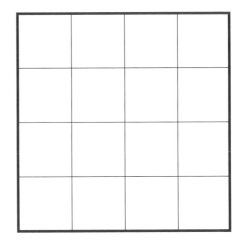

漢字かくれんぼ

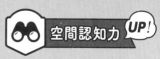
空間認知力 **UP!**

漢字の一部だけが見えています。元はどんな字なのかを見抜いて、2つの三字熟語に書き分けましょう。

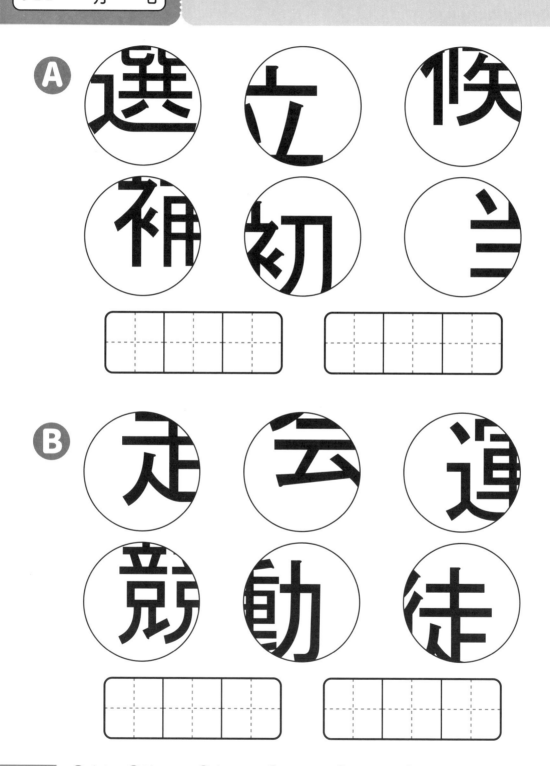

外来語の意味

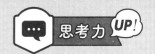

太い下線の言葉は、会話の中で使われている「カタカナ語（外来語）」です。その日本語を漢字で書き、カタカナ語と漢字を、声に出して読みましょう。

A 新商品の<u>サンプル</u>です。

日本語
置き換え →

み	ほん

B 温泉入浴で<u>リフレッシュ</u>する。

日本語
置き換え →

げん	き	かい	ふく

C 輸入ワインの<u>キャンペーン</u>だ。

日本語
置き換え →

せん	でん	かつ	どう

D 彼の<u>リーダーシップ</u>が隊を導く。

日本語
置き換え →

とう	そつ	りょく

050 日目
［答え］

月	皆	惑	天
面	既	星	体
着	日	探	観
陸	食	査	測

海	豪	遠	満
洋	華	洋	潮
資	客	漁	時
源	船	業	刻

漢字組み立て復活

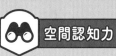
空間認知力 UP!

1つの漢字を4つに分割したものを、A〜Fに並べました。元の漢字は何でしょうか？ 元の漢字を並べると六字熟語になります。その言葉を書きましょう。

 A

B

C

D

E

F

A　B　C　D　E　F

漢字詰めクロスワード

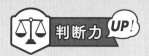

判断力 UP!

【候補】の漢字をマスに当てはめて、タテから読んでも、ヨコから読んでも、熟語になるように、マスを埋めましょう。

A

候補

呂　地　住
気　番　一
沈　見　防
消

			宅	
	御			盤
	意		消	
				下
		風		

B

候補

戦　味　勢
源　染　説
人　教　力
場　匿

	名		新	
			興	
臨		態		
感				

Aサンプル＝見本　Bリフレッシュ＝元気回復
Cキャンペーン＝宣伝活動　Dリーダーシップ＝統率力

観光地と都道府県

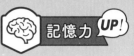

A〜Gそれぞれの「読み方」を書いて、それと関係がある都道府県を線でつなぎましょう。

A 熱田神宮 ●　　● 滋賀県
（　　　　　　　）

B 彦根城 ●　　● 山口県
（　　　　　　　）

C 姫路城 ●　　● 愛知県
（　　　　　　　）

D 出雲大社 ●　　● 福岡県
（　　　　　　　）

E 秋吉台 ●　　● 兵庫県
（　　　　　　　）

F 博多祇園山笠 ●　　● 宮崎県
（　　　　　　　）

G 高千穂峡 ●　　● 島根県
（　　　　　　　）

053 日目
［答え］

A B C D E F
住 民 基 本 台 帳

056日目

学習日　　月　　日

同じ漢字を使う慣用句

思考力 UP!

昔から習慣として使われてきた言い回しを「慣用句」といいます。その中で、同じ身体の一部の漢字を含んでいるものを並べました。A～Fで、慣用句が成り立つ共通の漢字を書きましょう。

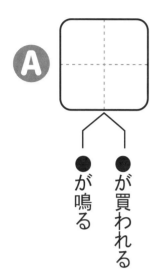

A
●が鳴る
●が買われる

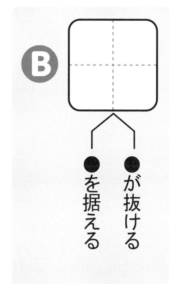

B
●を据える
●が抜ける

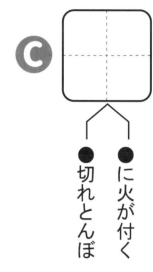

C
●切れとんぼ
●に火が付く

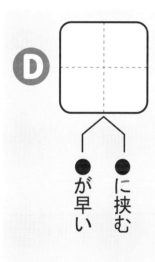

D
●が早い
●に挟む

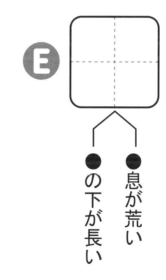

E
●の下が長い
●息が荒い

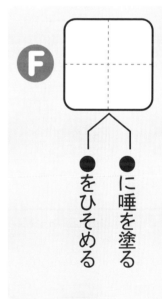

F
●をひそめる
●に唾を塗る

054日目
［答え］

A

消		住	宅	地
防	御			盤
	意	気	消	沈
	見			下
一	番	風	呂	

B

匿	名		新	
	人		興	味
臨	戦	態	勢	
場			力	説
感	染	源		教

65

057 日目

学習日　　月　　日

同じ部首を足して二字熟語 発想力 UP!

「部首」は、「偏・へん」「冠・かんむり」など、漢字を分類するときに用いられる「漢字の一部分」のことです。同じ部首を足して、二字熟語を書きましょう。

【例】 失 岡 → | 鉄 | 鋼 |

Ⓐ 月 音 →

Ⓑ 今 未 →

Ⓒ 容 夜 →

Ⓓ 固 本 →

Ⓔ 旨 軍 →

Ⓕ 申 土 →

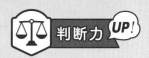

四字熟語ネットワーク

上から下へ読むタテ2つ、左上から右下へ読むナナメ1つ、合計3つの四字熟語が成り立つように、【候補】の漢字を書きましょう。【候補】は、すべて1回ずつ使います。

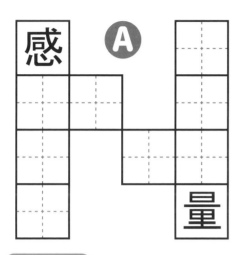

感　Ⓐ

量

候補
移放情入射慨無線

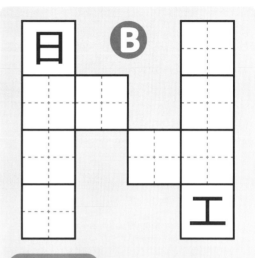

日　Ⓑ

工

候補
進水曜月防大歩加

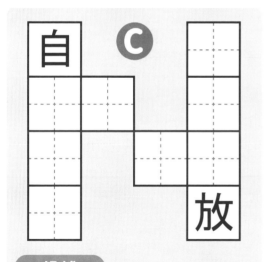

自　Ⓒ

放

候補
主理門由奔管戸開

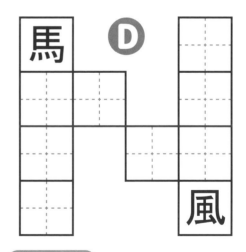

馬　Ⓓ

風

候補
耳型鹿東大直正台

056日目〔答え〕　Ⓐ「腕」　Ⓑ「腰」　Ⓒ「尻」　Ⓓ「耳」　Ⓔ「鼻」　Ⓕ「眉」

類義語

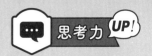

「無事≒安全」「便利≒重宝」といった、意味が似ている言葉を「類義語」といいます。【候補】の漢字を使って、2組ずつ類義語を書きましょう。

A

候補

異　望　異　願
望　希　存　議

① ☐☐ ≒ ☐☐

② ☐☐ ≒ ☐☐

B

候補

最　最　滋　養
養　栄　善　良

① ☐☐☐ ≒ ☐☐☐

② ☐☐☐ ≒ ☐☐☐

C

候補

尽　約　倹　身
節　力　献　約

① ☐☐ ≒ ☐☐

② ☐☐ ≒ ☐☐

D

候補

宜　福　裕　意
裕　適　随　富

① ☐☐☐ ≒ ☐☐☐

② ☐☐☐ ≒ ☐☐☐

057日目
〔答え〕

Ⓐ「日偏」月音→明暗　Ⓑ「口偏」今未→吟味　Ⓒ「三水」容夜→溶液
Ⓓ「人偏」固本→個体　Ⓔ「手偏」旨軍→指揮　Ⓕ「示偏」申土→神社

060日目

学習日　　月　　日

濁点を加えて別の言葉

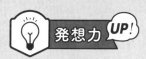

発想力 UP!

「指針・ししん→地震・じしん」「忠告・ちゅうこく→中国・ちゅうごく」
のように、1か所だけ濁点を加えた別の言葉・読みを【候補】の
漢字を使って、4つずつ書きましょう。

Ⓐ

候補

自	習	栽	劫
永	学	由	培

① 雌雄 → 　　　　
しゅう　　（　　　　）

② 栄光 → 　　　　
えいこう　　（　　　　）

③ 隔週 → 　　　　
かくしゅう　　（　　　　）

④ 采配 → 　　　　
さいはい　　（　　　　）

Ⓑ

候補

前	中	気	額
概	小	学	奏

① 中核 → 　　　　
ちゅうかく　　（　　　　）

② 機会 → 　　　　
きかい　　（　　　　）

③ 昇格 → 　　　　
しょうかく　　（　　　　）

④ 戦争 → 　　　　
せんそう　　（　　　　）

058日目
［答え］

Ⓐ
感情移入／慨／放射線／無量

Ⓑ
日進月歩／曜／防水加工／大

Ⓒ
自主管理／由／門戸開放／奔

Ⓓ
馬鹿正直／耳／大型台風／東

間違いやすい日本語

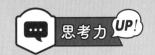

思考力 UP!

読みや文字の使い方が似ていて、間違いやすい日本語があります。正しい方に「〇」を付けて、その読み方をひらがなで、下の枠に書き、声に出して読みましょう。

A
☐ 二の舞を踏む
☐ 二の舞を演じる

読み方

B
☐ 寸暇を惜しんで
☐ 寸暇を惜しまず

読み方

C
☐ 目端が利く
☐ 目鼻が利く

読み方

D
☐ 熱にうなされる
☐ 熱に浮かされる

読み方

E
☐ 台風一過
☐ 台風一家

読み方

F
☐ 素人はだし
☐ 玄人はだし

読み方

G
☐ 青田買い
☐ 青田刈り

読み方

H
☐ 舌の先の乾かぬうちに
☐ 舌の根の乾かぬうちに

読み方

学習日　　月　　日

四文字クロスワード

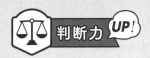

ヨコ＝左→右、タテ＝上→下で読むと熟語になるように、A～E
のマスに下の漢字を書きましょう。

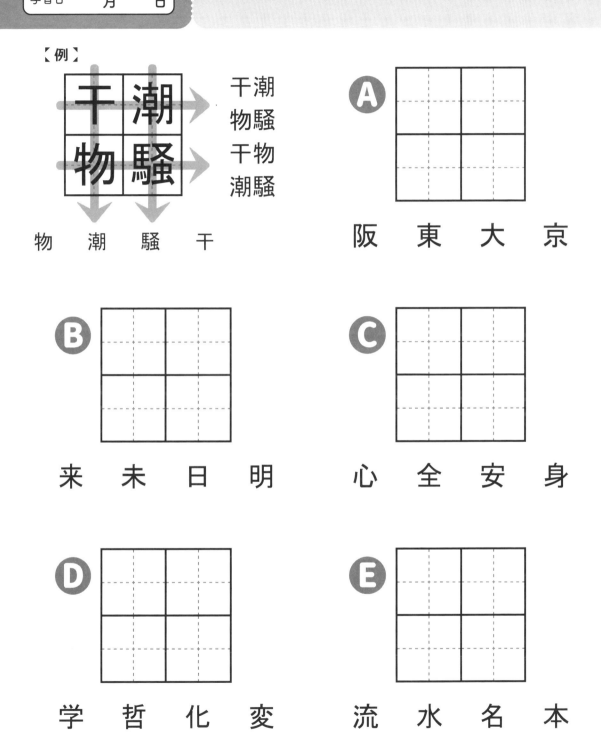

【例】

干	潮
物	騒

→ 干潮
物騒
干物
潮騒

物　潮　騒　干

A

阪　東　大　京

B

来　未　日　明

C

心　全　安　身

D

学　哲　化　変

E

流　水　名　本

バラバラ四字熟語

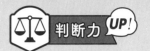 判断力 UP!

4つの四字熟語を、バラバラに詰め込みました。元の四字熟語を書き分けてください。詰め込まれた漢字は、1回ずつ使います。

A

速	面	規	路
対	両	車	行
交	一	般	制
道	通	通	高

高			

一			

対			

		規	

B

高	路	川	峡
阿	原	穂	峡
釧	海	関	隈
千	武	門	湿

		隈	

		湿	

		穂	

関			

Ⓐ二の舞を演じる＝にのまいをえんじる　Ⓑ寸暇を惜しんで＝すんかをおしんで
Ⓒ目端が利く＝めはしがきく　Ⓓ熱に浮かされる＝ねつにうかされる　Ⓔ台風一過＝たいふういっか　Ⓕ玄人はだし＝くろうとはだし　Ⓖ青田買い＝あおたがい
Ⓗ舌の根の乾かぬうちに＝したのねのかわかぬうちに

三字熟語つなぎ

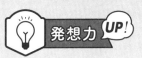

A、B、Cから1つずつ漢字をつないで、三字熟語を作ってください。漢字は、すべて1回ずつ使います。

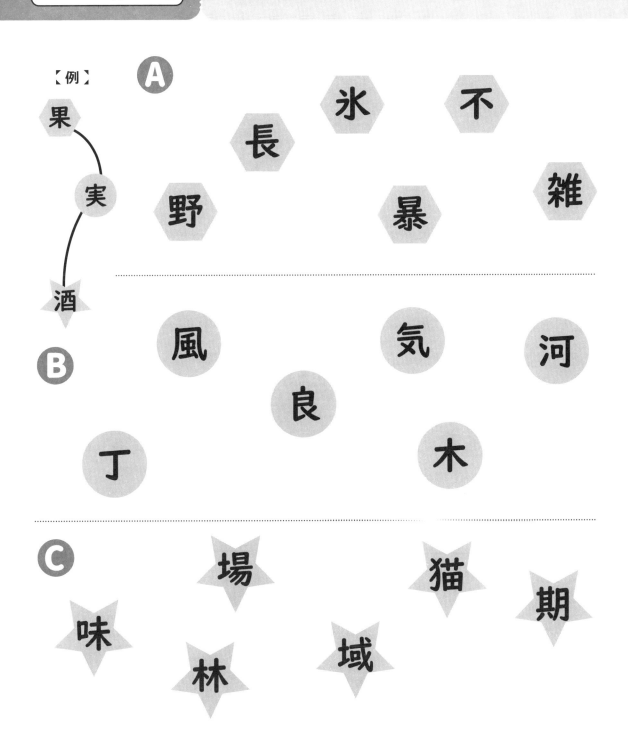

【例】

A　果 — 実 — 酒

B

C

氷　不　長　雑　野　暴

風　気　河　良　丁　木

場　猫　期　味　林　域

同音異義語

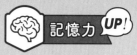

記憶力 UP!

「読み方」は同じで、意味が異なる言葉を「同音異義語」といいます。A～Dで、2つずつの同音異義語を書きましょう。

A こうか

① ┌こう┬か┐な松茸だ。

② 除菌の ┌こう┬か┐ がある。

B いじょう

① ┌い┬じょう┐な暑さの夏です。

② 二十歳 ┌い┬じょう┐ が参加資格。

C せいかく

① おとなしい ┌せい┬かく┐ の犬。

② ┌せい┬かく┐ に書き写す。

D こうかい

① パンダを ┌こう┬かい┐ する。

② ヨットで ┌こう┬かい┐ する。

063 日目
［答え］
Ⓐ 高速道路　一般車両　対面通行　交通規制
Ⓑ 阿武隈川　釧路湿原　高千穂峡　関門海峡

ぐるぐるしりとり

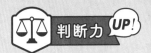

左上の角から入って⇒どおり進んだときに、二字熟語のしりとりになるよう、マスを埋めましょう。【候補】の漢字は、すべて1回ずつ使います。

【例】

⇒	⇒	⇒	⇒	⇒	⇓
⇒	⇒	⇒	⇒	⇓	⇓
⇑	⇒	⇒	⇓	⇓	⇓
⇑	⇑	⇐	⇐	⇓	⇓
⇑	⇑	⇐	⇐	⇐	⇓
⇑	⇐	⇐	⇐	⇐	⇐

⇒	音	楽	勝	手	動
学	力	作	家	屋	物
見	口	実	例	台	価
意	出	国	外	本	値
好	算	計	時	当	段
愛	信	着	装	額	差

⇒		行		島	
	物		値		旗
成		髪		退	
	告		紙		鑑
配		情		安	
	元		度		状

候補

態　気　賞　胸　金　国　達　治　印
価　列　旅　型　白　引　心　報　幣

野良猫・長丁場・氷河期・暴風域・不気味・雑木林

反対語

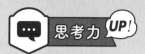

思考力 UP!

意味がまったく逆の言葉を「反対語」といいます。【候補】の漢字を使って、A〜Dで2組ずつの反対語を書きましょう。

A

候補

完 由 束 如
自 全 欠 縛

① □□ ↔ □□

② □□ ↔ □□

B

候補

済 用 単 複
借 雑 簡 返

① □□ ↔ □□

② □□ ↔ □□

C

候補

貫 挫 味 折
派 徹 手 地

① □□ ↔ □□

② □□ ↔ □□

D

候補

弁 完 問 圧
質 勝 答 敗

① □□ ↔ □□

② □□ ↔ □□

068日目

部首別の漢字書き分け

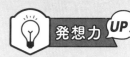
発想力 UP!

「部首」は、「偏・へん」「冠・かんむり」など、漢字を分類するときに用いられる「漢字の一部分」のことです。部首が同じ漢字を6つ書きましょう。ただし、不要な漢字が、3つ入っています。

A

雨

「雨冠」を付けても、漢字になるのはどれ？

路　道　分
竜　相　辰
段　冷　令

B

糸

「糸偏」を付けても、漢字になるのはどれ？

乎　交　従
尺　宿　善
北　合　氏

066日目
［答え］

⇒	旅	行	列	島	国
金	物	価	値	引	旗
成	白	髪	型	退	印
達	告	幣	紙	治	鑑
配	報	情	心	安	賞
気	元	胸	度	態	状

旅行 ⇒ 行列 ⇒ 列島 ⇒ 島国 ⇒ 国旗 ⇒
旗印 ⇒ 印鑑 ⇒ 鑑賞 ⇒ 賞状 ⇒ 状態 ⇒
態度 ⇒ 度胸 ⇒ 胸元 ⇒ 元気 ⇒ 気配 ⇒
配達 ⇒ 達成 ⇒ 成金 ⇒ 金物 ⇒ 物価 ⇒
価値 ⇒ 値引 ⇒ 引退 ⇒ 退治 ⇒ 治安 ⇒
安心 ⇒ 心情 ⇒ 情報 ⇒ 報告 ⇒ 告白 ⇒
白髪 ⇒ 髪型 ⇒ 型紙 ⇒ 紙幣

間違いやすい送り仮名

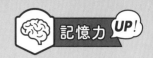

記憶力 UP!

送り仮名をうろ覚えしていませんか？ ここでは、特に送り仮名を間違いやすい言葉を集めました。カタカナの部分を、正しい漢字と送り仮名で書きましょう。

A 知識不足が<u>ハズカシイ</u>。

（　　　　　　　　　）

B 豪雨の影響を<u>オソレル</u>。

（　　　　　　　　　）

C 友と青春を<u>カタラウ</u>。

（　　　　　　　　　）

D 駅までの道を<u>オソワル</u>。

（　　　　　　　　　）

E 料理人として<u>イキル</u>。

（　　　　　　　　　）

F 風が<u>オダヤカ</u>だ。

（　　　　　　　　　）

G 彼女に出会えて<u>シアワセ</u>だ。

（　　　　　　　　　）

H 夜道を<u>テラス</u>。

（　　　　　　　　　）

I <u>カガヤカシイ</u>実績がある。

（　　　　　　　　　）

J 肝炎を<u>ワズラウ</u>。

（　　　　　　　　　）

K カラスがゴミを<u>アラス</u>。

（　　　　　　　　　）

L 空き巣犯を<u>トラエル</u>。

（　　　　　　　　　）

部品を詰めて言葉づくり　空間認知力 UP!

タテに読むと、四字熟語になるように、4つの部品を組み合わせて、下・2つのマスを埋めましょう。

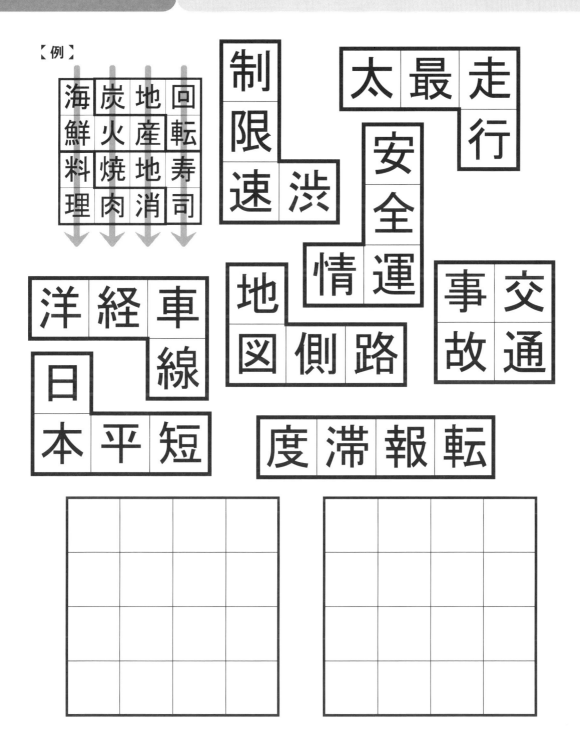

【例】

海	炭	地	回
鮮	火	産	転
料	焼	地	寿
理	肉	消	司

制限速渋

太最走行

安全情運

洋経車線

日本平短

地図側路

事交故通

度滞報転

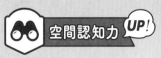

漢字かくれんぼ

漢字の一部だけが見えています。元はどんな字なのかを見抜いて、2つの三字熟語に書き分けましょう。

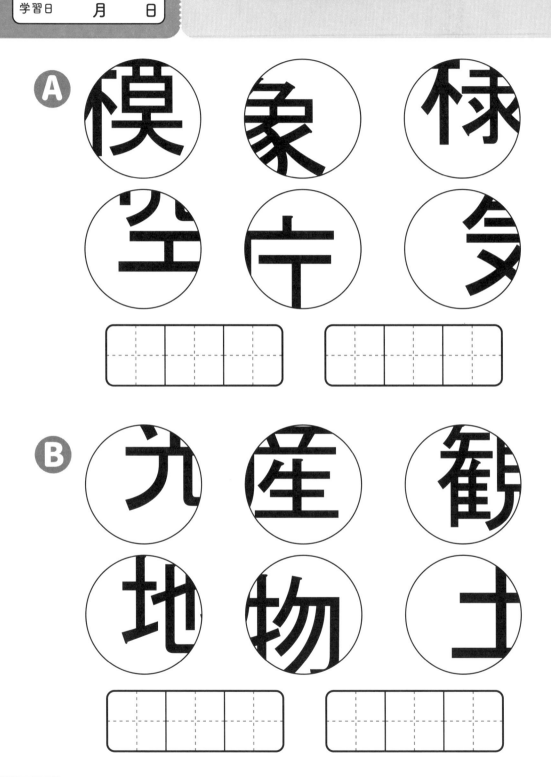

外来語の意味

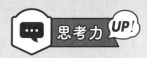思考力 UP!

太い下線の言葉は、会話の中で使われている「カタカナ語（外来語）」です。その日本語を漢字で書き、カタカナ語と漢字を、声に出して読みましょう。

A 値段の割に<u>パフォーマンス</u>が良い。

日本語置き換え →

せい	のう		こう	りつ
		や		

B 心労で<u>カウンセリング</u>を受ける。

日本語置き換え →

しん	り	がく	てき		えん	じょ
				な		

C <u>バリアフリー</u>の施設に住む。

日本語置き換え →

しょう	がい	じょ	きょ

D 空地利用の<u>プロジェクト</u>だ。

日本語置き換え →

じ	ぎょう	けい	かく

070日目 〔答え〕

制	事	交	安
限	故	通	全
速	渋	情	運
度	滞	報	転

日	太	最	走
本	平	短	行
地	洋	経	車
図	側	路	線

073

学習日　　月　　日

漢字組み立て復活

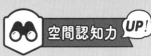空間認知力 UP!

1つの漢字を4つに分割したものを、A〜Fに並べました。元の漢字は何でしょうか？　元の漢字を並べると六字熟語になります。その言葉を書きましょう。

A	B	C	D	E	F

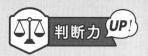

074日目

学習日　　月　　日

漢字詰めクロスワード

判断力 UP!

【候補】の漢字をマスに当てはめて、タテから読んでも、ヨコから読んでも、熟語になるように、マスを埋めましょう。

A

候補

郭　発　水
行　車　称
務　線　輪
対　力　望

（グリッド：遠／急／心／電／平）

B

候補

能　然　水
真　探　格
天　機　品
付　金

（グリッド：仰／属／知／犯／動／人）

072日目
［答え］
Ａパフォーマンス＝性能や効率　Ｂカウンセリング＝心理学的な援助
Ｃバリアフリー＝障害除去　Ｄプロジェクト＝事業計画

観光地と都道府県

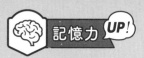 記憶力 UP!

A〜Gそれぞれの「読み方」を書いて、それと関係がある都道府県を線でつなぎましょう。

A 小樽運河 ●
（　　　　　　）　　　　　● 群馬県

B 蔵王温泉 ●
（　　　　　　）　　　　　● 長野県

C 草津白根山 ●
（　　　　　　）　　　　　● 北海道

D 兼六園 ●
（　　　　　　）　　　　　● 京都府

E 上高地 ●
（　　　　　　）　　　　　● 山形県

F 名古屋城 ●
（　　　　　　）　　　　　● 石川県

G 祇園祭 ●
（　　　　　　）　　　　　● 愛知県

073日目
［答え］

A	B	C	D	E	F
天	文	学	的	数	字

同じ漢字を使う慣用句

昔から習慣として使われてきた言い回しを「慣用句」といいます。その中で、同じ身体の一部の漢字を含んでいるものを並べました。A〜Fで、慣用句が成り立つ共通の漢字を書きましょう。

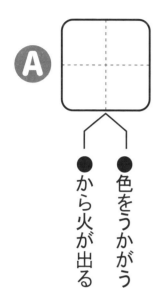

A
- ●から火が出る
- ●色をうかがう

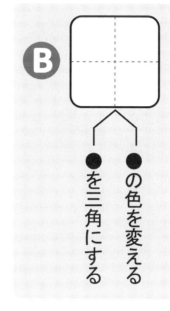

B
- ●を三角にする
- ●の色を変える

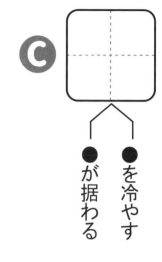

C
- ●を冷やす
- ●が据わる

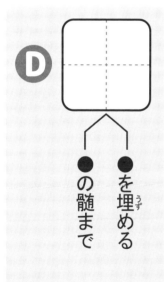

D
- ●の髄まで
- ●を埋める

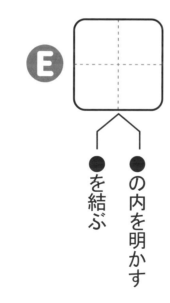

E
- ●を結ぶ
- ●の内を明かす

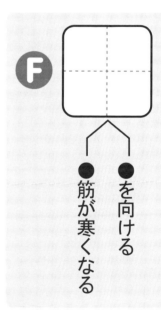

F
- ●を向ける
- ●筋が寒くなる

074 日目
［答え］

A

望	遠		急	務
	心		行	
水	力	発	電	
平			車	輪
線	対	称		郭

B

	金		仰	天
付	属	品		然
	探		真	水
	知	能	犯	
動	機		人	格

同じ部首を足して二字熟語

 発想力 UP!

「部首」は、「偏・へん」「冠・かんむり」など、漢字を分類するときに用いられる「漢字の一部分」のことです。同じ部首を足して、二字熟語を書きましょう。

【例】 失 岡 → | 鉄 | 鋼 |

Ⓐ 寸 侖 →

Ⓑ 坐 斤 →

Ⓒ 青 京 →

Ⓓ 冬 吉 →

Ⓔ 憂 立 →

Ⓕ 干 蔵 →

075 日目
［答え］

Ⓐ おたるうんが－北海道　Ⓑ ざおうおんせん－山形県
Ⓒ くさつしらねさん－群馬県　Ⓓ けんろくえん－石川県
Ⓔ かみこうち－長野県　Ⓕ なごやじょう－愛知県　Ⓖ ぎおんまつり－京都府

四字熟語ネットワーク

上から下へ読むタテ2つ、左上から右下へ読むナナメ1つ、合計3つの四字熟語が成り立つように、【候補】の漢字を書きましょう。【候補】は、すべて1回ずつ使います。

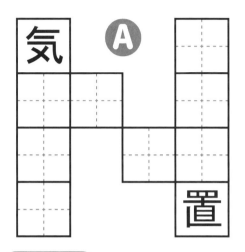

気　A　□
置

候補
圧急転分配応換処

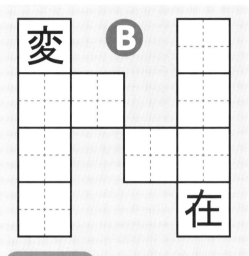

変　B　□
在

候補
長金自利動滞期幻

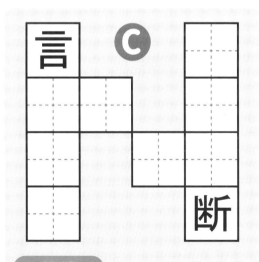

言　C　□
断

候補
康論道診会語大健

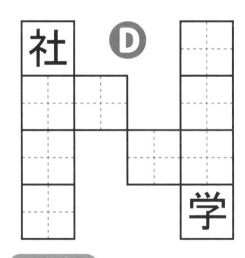

社　D　□
学

候補
交見交令換会辞留

Ⓐ「顔」　Ⓑ「目」　Ⓒ「肝」　Ⓓ「骨」　Ⓔ「手」　Ⓕ「背」

079 日目

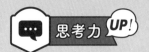

類義語

「無事≒安全」「便利≒重宝」といった、意味が似ている言葉を「類義語」といいます。【候補】の漢字を使って、2組ずつ類義語を書きましょう。

A

候補

一	介	生	生
関	終	与	入

① □□ ≒ □□

② □□ ≒ □□

B

候補

寄	作	能	献
貢	与	用	機

① □□ ≒ □□

② □□ ≒ □□

C

候補

諾	承	意	承
意	任	随	認

① □□ ≒ □□

② □□ ≒ □□

D

候補

転	転	点	長
美	居	移	所

① □□ ≒ □□

② □□ ≒ □□

---

077 日目
[答え]

Ⓐ「言偏」寸侖→討論　Ⓑ「手偏」坐斤→挫折　Ⓒ「三水」青京→清涼
Ⓓ「糸偏」冬吉→終結　Ⓔ「人偏」憂立→優位　Ⓕ「肉月」干蔵→肝臓

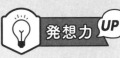

080日目

濁点を加えて別の言葉

発想力 UP!

「指針・ししん→地震・じしん」「忠告・ちゅうこく→中国・ちゅうごく」
のように、1か所だけ濁点を加えた別の言葉・読みを【候補】の
漢字を使って、4つずつ書きましょう。

A

候補

時	害	場	市
豪	勢	危	華

① 支障 →
ししょう　　（　　　　　）

② 姿勢 →
しせい　　（　　　　　）

③ 機械 →
きかい　　（　　　　　）

④ 効果 →
こうか　　（　　　　　）

B

候補

病	内	気	豪
家	州	境	事

① 表記 →
ひょうき　　（　　　　　）

② 講習 →
こうしゅう　　（　　　　　）

③ 携帯 →
けいたい　　（　　　　　）

④ 菓子 →
かし　　（　　　　　）

078日目 [答え]

A 気分転換　圧　応急処置　配

B 変動金利　幻　自　長期滞在

C 言論大会　語　道　健康診断　診断

D 社交辞令　会　見　交換留学

二字熟語ネットワーク

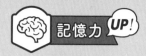

矢印の方向に読むと、二字熟語になるように、マスに漢字を書き込みましょう。

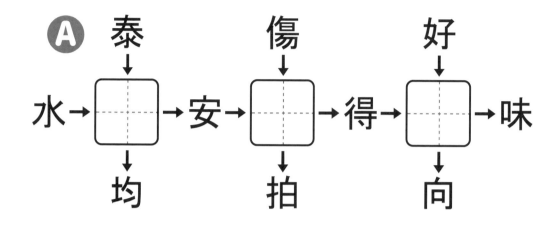

A

泰 → □ ← 水、□ → 安、□ ↓ 均

傷 → □ ← 安、□ → 得、□ ↓ 拍

好 → □ ← 得、□ → 味、□ ↓ 向

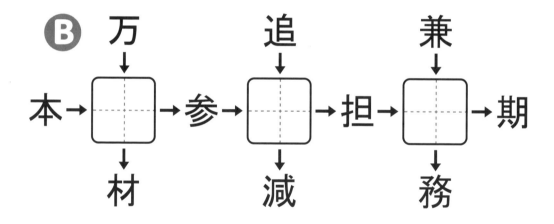

B

万 → □ ← 本、□ → 参、□ ↓ 材

追 → □ ← 参、□ → 担、□ ↓ 減

兼 → □ ← 担、□ → 期、□ ↓ 務

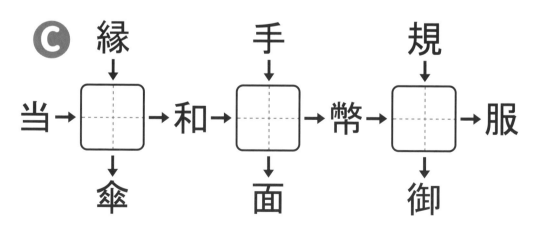

C

縁 → □ ← 当、□ → 和、□ ↓ 傘

手 → □ ← 和、□ → 幣、□ ↓ 面

規 → □ ← 幣、□ → 服、□ ↓ 御

ナゾトレ「ある」「ない」 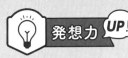発想力 UP!

「ある」と「ない」の言葉をよく見比べてください。すると、「ある」の言葉には、共通の法則があることがわかります。それは、何でしょう?

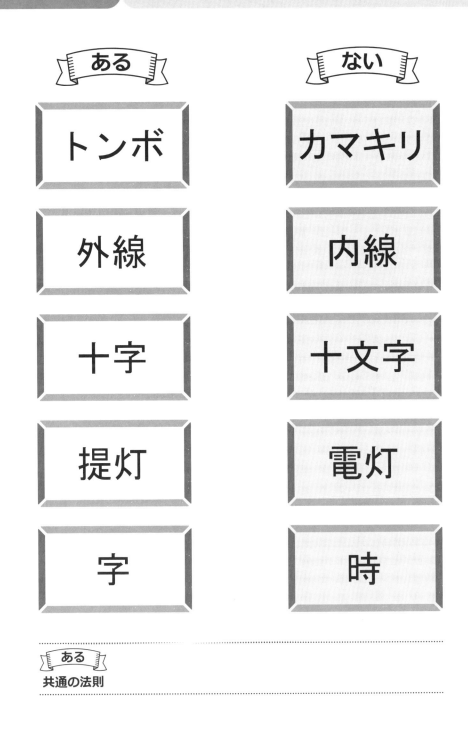

ある	ない
トンボ	カマキリ
外線	内線
十字	十文字
提灯	電灯
字	時

ある
共通の法則

Ⓐ①支障→市場・しじょう　②姿勢→時勢・じせい　③機械→危害・きがい
④効果→豪華・ごうか　Ⓑ①表記→病気・びょうき　②講習→豪州・ごうしゅう　③携帯→境内・けいだい　④菓子→家事・かじ

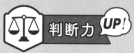

083日目

学習日　　月　　日

バラバラ四字熟語

判断力 UP!

4つの四字熟語を、バラバラに詰め込みました。元の四字熟語を書き分けてください。詰め込まれた漢字は、1回ずつ使います。

A

出	繁	福	円
商	満	立	夫
運	開	世	売
婦	盛	招	身

	運		

			世

商			

	婦		

B

策	業	家	園
農	減	種	観
発	光	農	開
反	品	専	政

観			

			家

	反		

	種		

081日目
［答え］
Ⓐ「平」「心」「意」が入る
Ⓑ「人」「加」「任」が入る
Ⓒ「日」「紙」「制」が入る

92

三字熟語つなぎ

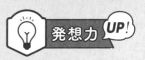
発想力 UP!

A、B、Cから1つずつ漢字をつないで、三字熟語を作ってください。漢字は、すべて1回ずつ使います。

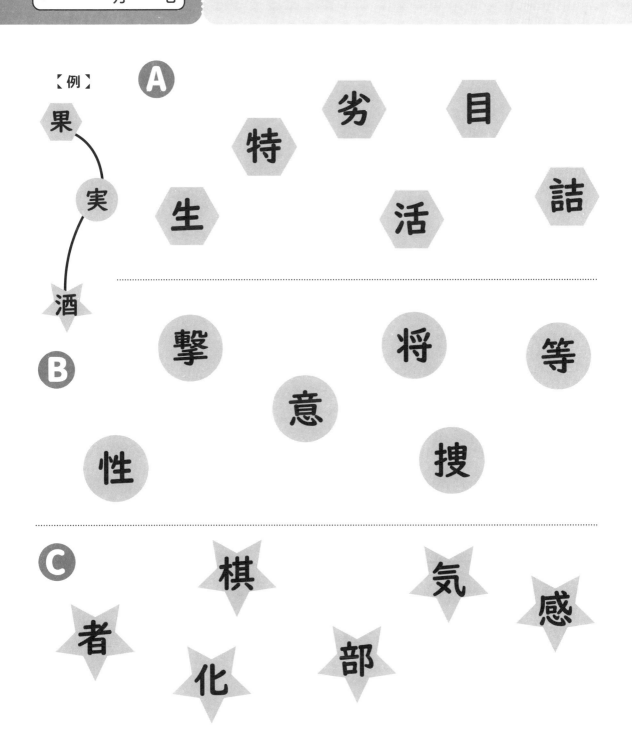

【例】

果
実
酒

A
劣　目
特　詰
生　活

B
撃　将　等
意　捜
性

C
棋　気　感
者　部
化

「ある」の言葉に、「赤」を付けると別の言葉になることが法則
赤トンボ、赤外線、赤十字、赤提灯、赤字

93

085日目

学習日　　月　　日

同音異義語

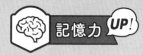
記憶力 UP!

「読み方」は同じで、意味が異なる言葉を「同音異義語」といいます。A ～ D で、2つずつの同音異義語を書きましょう。

A よち

① 地震 [　よ　｜　ち　] の研究だ。

② 弁解の [　よ　｜　ち　] はない。

B しんこう

① [　しん　｜　こう　] を管理する。

② 友と [　しん　｜　こう　] を深める。

C とくい

① [　とく　｜　い　] 科目は数学だ。

② [　とく　｜　い　] な種の植物です。

D かんせん

① プロ野球を [　かん　｜　せん　] する。

② ウイルスに [　かん　｜　せん　] した。

083日目
［答え］
Ⓐ 開運招福　立身出世　商売繁盛　夫婦円満
Ⓑ 観光農園　専業農家　減反政策　品種開発

086 日目

学習日　　月　　日

ぐるぐるしりとり

左上の角から入って⇒どおり進んだときに、二字熟語のしりとりになるよう、マスを埋めましょう。【候補】の漢字は、すべて1回ずつ使います。

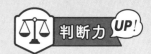
判断力 UP!

【例】

⇒	⇒	⇒	⇒	⇒	⇓
⇒	⇒	⇒	⇒	⇓	⇓
⇑	⇒	⇒	⇓	⇓	⇓
⇑	⇑	⇐	⇐	⇓	⇓
⇑	⇑	⇐	⇐	⇐	⇓
⇑	⇐	⇐	⇐	⇐	⇐

⇒	音	楽	勝	手	動
学	力	作	家	屋	物
見	口	実	例	台	価
意	出	国	外	本	値
好	算	計	時	当	段
愛	信	着	装	額	差

⇒		解		文	
	質		外		団
絵		進		目	
	腕		浴		果
石		聞		刷	
	急		夏		写

候補

衣　入　真　手　実　新　科　屋　印
前　集　散　至　流　油　結　画　理

084 日目
[答え]
生意気・特捜部・劣等感・活性化・目撃者・詰将棋

95

087 日目

学習日　　月　　日

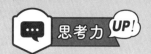

反対語

意味がまったく逆の言葉を「反対語」といいます。【候補】の漢字を使って、A～Dで2組ずつの反対語を書きましょう。

A

候補

乾 細 簡 詳
湿 略 燥 潤

① ☐☐ ↔ ☐☐

② ☐☐ ↔ ☐☐

B

候補

寒 然 人 暖
自 冷 温 工

① ☐☐ ↔ ☐☐

② ☐☐ ↔ ☐☐

C

候補

帯 弟 妻 匠
身 師 独 子

① ☐☐ ↔ ☐☐

② ☐☐ ↔ ☐☐

D

候補

削 怠 減 加
勤 追 勉 惰

① ☐☐ ↔ ☐☐

② ☐☐ ↔ ☐☐

085 日目
[答え]

A ①予知　②余地　B ①進行　②親交
C ①得意　②特異　D ①観戦　②感染

思考力 UP!

学習日　　月　　日

部首別の漢字書き分け

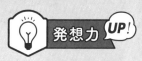発想力 UP!

「部首」は、「偏・へん」「冠・かんむり」など、漢字を分類するとき
に用いられる「漢字の一部分」のことです。部首が同じ漢字を6
つ書きましょう。ただし、不要な漢字が、3つ入っています。

A

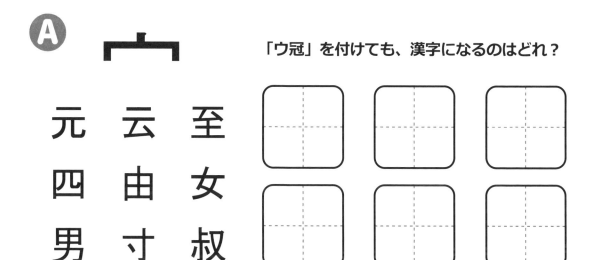

「ウ冠」を付けても、漢字になるのはどれ？

元　云　至
四　由　女
男　寸　叔

B

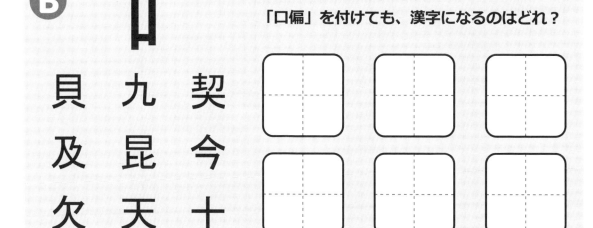

「口偏」を付けても、漢字になるのはどれ？

貝　九　契
及　昆　今
欠　天　十

086日目 ［答え］

⇒	理	解	散	文	集
画	質	屋	外	科	団
絵	前	進	入	目	結
油	腕	衣	浴	印	果
石	手	聞	新	刷	実
流	急	至	夏	真	写

理解 ⇒ 解散 ⇒ 散文 ⇒ 文集 ⇒ 集団 ⇒
団結 ⇒ 結果 ⇒ 果実 ⇒ 実写 ⇒ 写真 ⇒
真夏 ⇒ 夏至 ⇒ 至急 ⇒ 急流 ⇒ 流石 ⇒
石油 ⇒ 油絵 ⇒ 絵画 ⇒ 画質 ⇒ 質屋 ⇒
屋外 ⇒ 外科 ⇒ 科目 ⇒ 目印 ⇒ 印刷 ⇒
刷新 ⇒ 新聞 ⇒ 聞手 ⇒ 手腕 ⇒ 腕前 ⇒
前進 ⇒ 進入 ⇒ 入浴 ⇒ 浴衣

089 日目

学習日　　月　　日

間違いやすい送り仮名

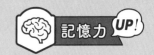 記憶力 UP!

送り仮名をうろ覚えしていませんか? ここでは、特に送り仮名を間違いやすい言葉を集めました。カタカナの部分を、正しい漢字と送り仮名で書きましょう。

Ⓐ 無礼がナサケナイ。

(　　　　　　　　　　)

Ⓑ 自信をウシナウ。

(　　　　　　　　　　)

Ⓒ 日陰でアツサをしのぐ。

(　　　　　　　　　　)

Ⓓ 父のカワリに出席します。

(　　　　　　　　　　)

Ⓔ 息子の成長がタノモシイ。

(　　　　　　　　　　)

Ⓕ イサマシイ決意を述べる。

(　　　　　　　　　　)

Ⓖ 候補として名をツラネル。

(　　　　　　　　　　)

Ⓗ 歌手の人気がオチル。

(　　　　　　　　　　)

Ⓘ 歓喜の拍手がオコル。

(　　　　　　　　　　)

Ⓙ 椅子を窓辺へウゴカス。

(　　　　　　　　　　)

Ⓚ 朝の街はシズカだ。

(　　　　　　　　　　)

Ⓛ 今後の進路をカンガエル。

(　　　　　　　　　　)

087 日目
[答え]

Ⓐ ①簡略⇔詳細　②湿潤⇔乾燥　　Ⓑ ①寒冷⇔温暖　②自然⇔人工
Ⓒ ①妻帯⇔独身　②師匠⇔弟子　　Ⓓ ①削減⇔追加　②勤勉⇔怠惰

98

090日目

学習日　　月　　日

部品を詰めて言葉づくり 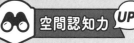 空間認知力 UP!

タテに読むと、四字熟語になるように、4つの部品を組み合わせて、下・2つのマスを埋めましょう。

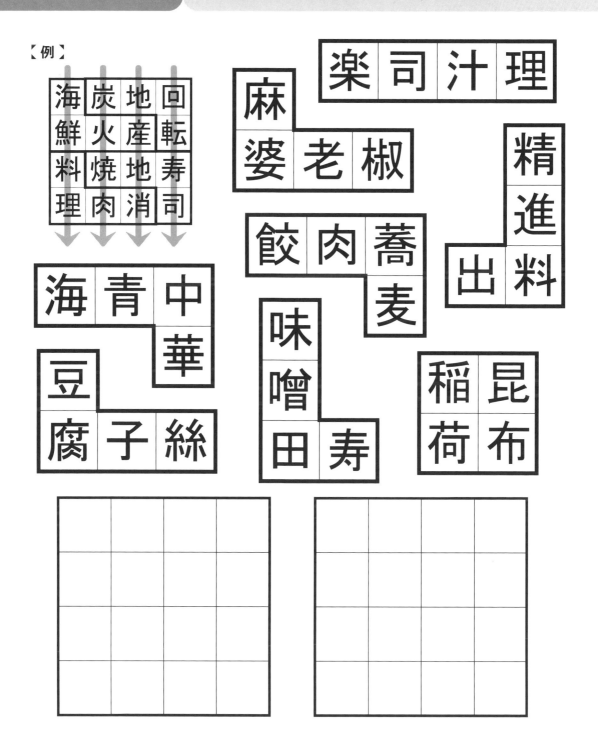

【例】

漢字かくれんぼ

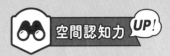

漢字の一部だけが見えています。元はどんな字なのかを見抜いて、2つの三字熟語に書き分けましょう。

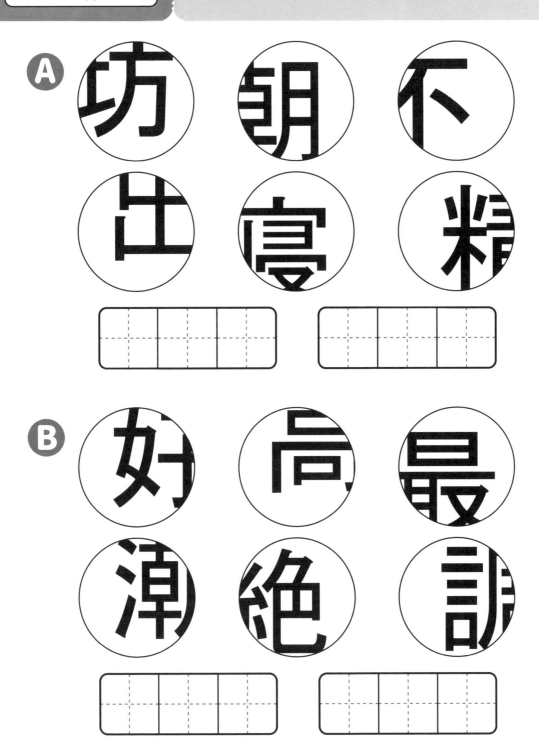

外来語の意味

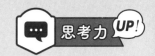
思考力 UP!

太い下線の言葉は、会話の中で使われている「カタカナ語（外来語）」です。その日本語を漢字で書き、カタカナ語と漢字を、声に出して読みましょう。

A 画像を<u>コピー</u>する。

日本語
置き換え →

ふく	せい

B 和装は彼の<u>ライフスタイル</u>だ。

日本語
置き換え →

せい	かつ	よう	しき

C 顧客の<u>ニーズ</u>を満たす商品。

日本語
置き換え →

じゅ	よう

D 住民意見の<u>ヒアリング</u>を行う。

日本語
置き換え →

ちょう	もん	かい

090 日目
［答え］

麻	海	青	中
婆	老	椒	華
豆	餃	肉	蕎
腐	子	絲	麦

味	稲	昆	精
噌	荷	布	進
田	寿	出	料
楽	司	汁	理

093 日目

学習日　　月　　日

漢字組み立て復活

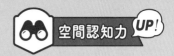

1つの漢字を4つに分割したものを、A～Fに並べました。元の漢字は何でしょうか？　元の漢字を並べると六字熟語になります。その言葉を書きましょう。

Ⓐ　　　Ⓑ　　　Ⓒ　　　Ⓓ　　　Ⓔ　　　Ⓕ

091 日目 ［答え］

Ⓐ 朝寝坊　出不精
Ⓑ 最高潮　絶好調

102

漢字詰めクロスワード

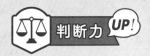

判断力 UP!

【候補】の漢字をマスに当てはめて、タテから読んでも、ヨコから読んでも、熟語になるように、マスを埋めましょう。

A

候補

手　心　除
理　削　料
労　転　使
加　品　河

運 ⬜ ⬛ 駆 ⬜
⬜ ⬛ ⬜ ⬜ ⬛
⬜ ⬜ 減 ⬛ 勤
⬛ 工 ⬛ ⬜ ⬜
一 ⬜ ⬜ ⬜ ⬛

B

候補

生　没　広
年　時　物
境　日　島
名

⬛ ⬜ ⬜ 社 長
⬜ 物 ⬛ ⬛ ⬜
⬜ ⬛ 大 ⬜ 間
月 ⬛ ⬛ ⬜ ⬛
⬜ ⬛ 県 ⬜ ⬜

観光地と都道府県

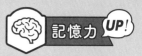
記憶力 UP!

A ～ G それぞれの「読み方」を書いて、それと関係がある都道府県を線でつなぎましょう。

A 六甲山
（　　　　　　　　　　）　　●　　　　　　　　●　佐賀県

B 宍道湖
（　　　　　　　　　　）　　●　　　　　　　　●　東京都

C 阿波踊り
（　　　　　　　　　　）　　●　　　　　　　　●　島根県

D 伊万里焼
（　　　　　　　　　　）　　●　　　　　　　　●　青森県

E 弘前城
（　　　　　　　　　　）　　●　　　　　　　　●　茨城県

F 偕楽園
（　　　　　　　　　　）　　●　　　　　　　　●　兵庫県

G 新宿御苑
（　　　　　　　　　　）　　●　　　　　　　　●　徳島県

093日目
［答え］

A	B	C	D	E	F
文	化	財	保	護	法

096日目

学習日　　月　　日

同じ漢字を使う慣用句

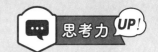

思考力UP!

昔から習慣として使われてきた言い回しを「慣用句」といいます。その中で、同じ身体の一部の漢字を含んでいるものを並べました。A～Fで、慣用句が成り立つ共通の漢字を書きましょう。

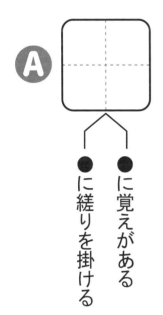

A □
- ●に覚えがある
- ●に縫りを掛ける

B □
- ●の裏を返す
- ●に汗を握る

C □
- ●を据える
- ●巾着

D □
- ●であしらう
- ●を明かす

E □
- ●を取られる
- ●を棒にする

F □
- ●を正す
- ●を交える

094日目［答え］

A

運	河	■	駆	使
転	■	削	除	■
手	加	減	■	勤
■	工	■	心	労
一	品	料	理	■

B

■	名	物	社	長
生	物	■	■	時
年	■	大	広	間
月	■	■	島	■
日	没	■	県	境

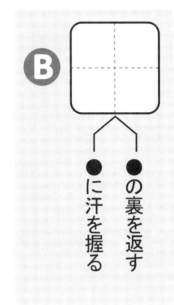

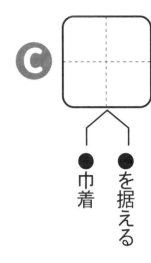

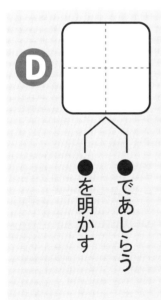

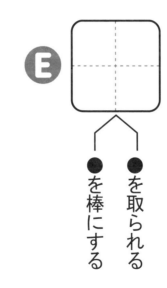

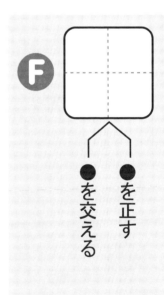

同じ部首を足して二字熟語　発想力 UP!

「部首」は、「偏・へん」「冠・かんむり」など、漢字を分類するときに用いられる「漢字の一部分」のことです。同じ部首を足して、二字熟語を書きましょう。

【例】　失　岡　→　鉄 鋼

Ⓐ　楽　早　→　□ □

Ⓑ　田　云　→　□ □

Ⓒ　于　由　→　□ □

Ⓓ　羊　酉　→　□ □

Ⓔ　呆　建　→　□ □

Ⓕ　炎　舌　→　□ □

095 日目
〔答え〕

Ⓐろっこうさん－兵庫県　Ⓑしんじこ－島根県　Ⓒあわおどり－徳島県
Ⓓいまりやき－佐賀県　Ⓔひろさきじょう－青森県　Ⓕかいらくえん－茨城県
Ⓖしんじゅくぎょえん－東京都

四字熟語ネットワーク

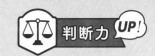

上から下へ読むタテ2つ、左上から右下へ読むナナメ1つ、合計3つの四字熟語が成り立つように、【候補】の漢字を書きましょう。【候補】は、すべて1回ずつ使います。

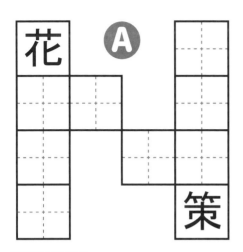

候補

風鳥対金月融粉政

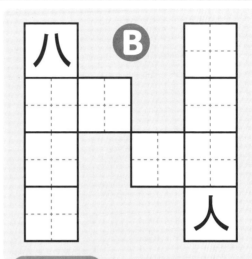

候補

分美若音符方傍無

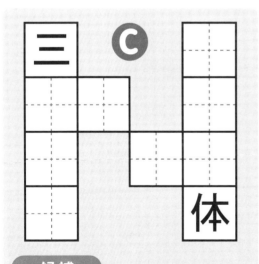

候補

寒団一公四位温共

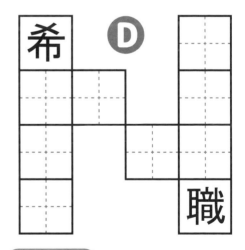

候補

退少永値就望価久

類義語

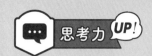
思考力 UP!

「無事≒安全」「便利≒重宝」といった、意味が似ている言葉を「類義語」といいます。【候補】の漢字を使って、2組ずつ類義語を書きましょう。

A

候補

返	容	返	簡
易	還	単	却

① ◻◻◻ ≒ ◻◻◻

② ◻◻◻ ≒ ◻◻◻

B

候補

冷	久	着	遠
永	永	静	沈

① ◻◻◻ ≒ ◻◻◻

② ◻◻◻ ≒ ◻◻◻

C

候補

寛	寛	遇	大
境	環	容	境

① ◻◻◻ ≒ ◻◻◻

② ◻◻◻ ≒ ◻◻◻

D

候補

時	失	寸	時
滅	瞬	消	消

① ◻◻◻ ≒ ◻◻◻

② ◻◻◻ ≒ ◻◻◻

濁点を加えて別の言葉

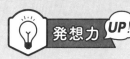発想力 UP!

「指針・ししん→地震・じしん」「忠告・ちゅうこく→中国・ちゅうごく」のように、1か所だけ濁点を加えた別の言葉・読みを【候補】の漢字を使って、4つずつ書きましょう。

A

候補

退	日	間	休
概	学	時	数

① 体格 →
たいかく （　　　　）

② 士官 →
しかん （　　　　）

③ 吸湿 →
きゅうしつ （　　　　）

④ 回数 →
かいすう （　　　　）

B

候補

事	絶	世	件
税	旦	金	元

① 試験 →
しけん （　　　　）

② 簡単 →
かんたん （　　　　）

③ 節制 →
せっせい （　　　　）

④ 精勤 →
せいきん （　　　　）

098日目〔答え〕

A
花		金
鳥	粉	融
風		対 政
月		策

B
八		傍
分	方	若
音	美	無
符		人

C
三	位	公
寒		共
四	一	団
温		体

D
希	望	永
少		久
価	退	就
値		職

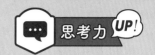

101日目

学習日　　月　　日

間違いやすい日本語

読みや文字の使い方が似ていて、間違いやすい日本語があります。正しい方に「〇」を付けて、その読み方をひらがなで、下の枠に書き、声に出して読みましょう。

A
- [ ] 取り付く島がない
- [ ] 取り付く暇がない

読み方

B
- [ ] 眉をしかめる
- [ ] 顔をしかめる

読み方

C
- [ ] 飛ぶ鳥跡を濁さず
- [ ] 立つ鳥跡を濁さず

読み方

D
- [ ] 明るみに出る
- [ ] 明るみになる

読み方

E
- [ ] 単刀直入
- [ ] 短刀直入

読み方

F
- [ ] 足元をすくう
- [ ] 足をすくう

読み方

G
- [ ] 思いもよらない
- [ ] 思いもつかない

読み方

H
- [ ] 公算が大きい
- [ ] 公算が強い

読み方

099日目〔答え〕

Ⓐ①返還≒返却　②容易≒簡単　Ⓑ①冷静≒沈着　②永遠≒永久
Ⓒ①寛容≒寛大　②境遇≒環境　Ⓓ①瞬時≒寸時　②消滅≒消失

四文字クロスワード

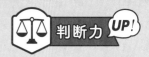

ヨコ＝左→右、タテ＝上→下で読むと熟語になるように、A〜E のマスに下の漢字を書きましょう。

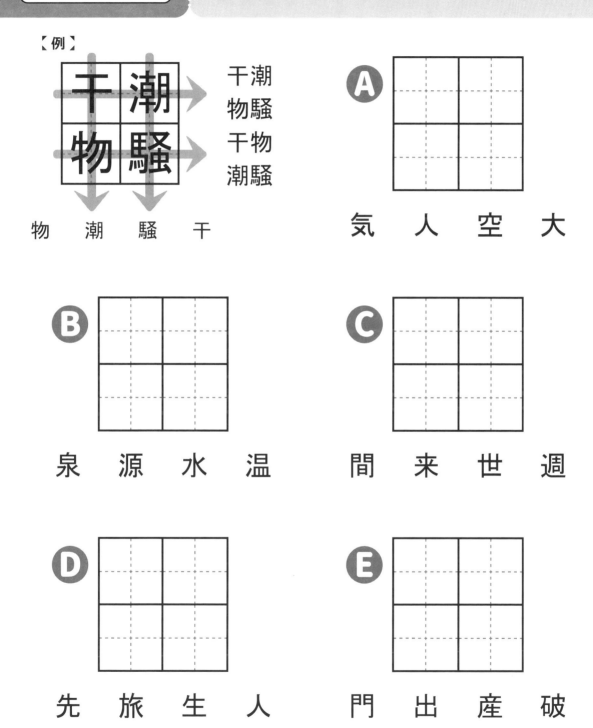

【例】

| 干 | 潮 | → 干潮 |
| 物 | 騒 | → 物騒 → 干物 → 潮騒 |

物　潮　騒　干

A

気　人　空　大

B

泉　源　水　温

C

間　来　世　週

D

先　旅　生　人

E

門　出　産　破

A①体格→退学・たいがく　②士官→時間・じかん　③吸湿→休日・きゅうじつ　④回数→概数・がいすう　B①試験→事件・じけん　②簡単→元旦・がんたん　③節制→絶世・ぜっせい　④精勤→税金・ぜいきん

111

バラバラ四字熟語

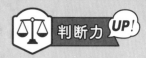

判断力 UP!

4つの四字熟語を、バラバラに詰め込みました。元の四字熟語を書き分けてください。詰め込まれた漢字は、1回ずつ使います。

Ⓐ

勤	間	駅	急
車	車	急	速
列	通	各	停
快	行	区	特

特			

		停	

	勤		

区			

Ⓑ

品	販	玉	量
限	売	赤	会
目	引	員	割
商	札	数	定

		玉	

	札		

会			

		量	

Ⓐ取り付く島がない＝とりつくしまがない　Ⓑ顔をしかめる＝かおをしかめる　Ⓒ立つ鳥跡を濁さず＝たつとりあとをにごさず　Ⓓ明るみに出る＝あかるみにでる　Ⓔ単刀直入＝たんとうちょくにゅう　Ⓕ足をすくう＝あしをすくう　Ⓖ思いもよらない＝おもいもよらない　Ⓗ公算が大きい＝こうさんがおおきい

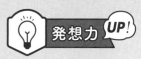

104日目

学習日　　月　　日

三字熟語つなぎ

A、B、Cから1つずつ漢字をつないで、三字熟語を作ってください。漢字は、すべて1回ずつ使います。

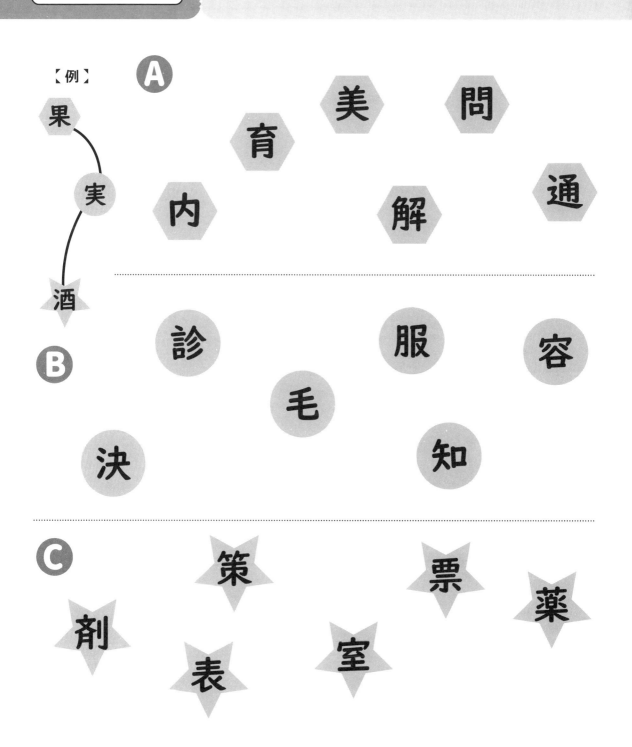

【例】

果 — 実 — 酒

A　美　問　育　通　内　解

B　診　服　容　毛　知　決

C　策　票　薬　剤　室　表

102日目
[答え]

A	B	C	D	E
大空 人気	水源 温泉	来週 世間	旅先 人生	破門 産出

113

105日目

学習日　　月　　日

同音異義語

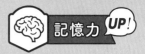記憶力 UP!

「読み方」は同じで、意味が異なる言葉を「同音異義語」といいます。A〜Dで、2つずつの同音異義語を書きましょう。

A ほうふ

① 知識が ［ほう ふ］ だ。

② 対戦の ［ほう ふ］ を語る。

B せんたく

① Tシャツを ［せん たく］ する。

② 職業の ［せん たく］ は自由だ。

C ほしょう

① 安全な旅を ［ほ しょう］ する。

② 損害を ［ほ しょう］ する。

D せいとう

① ［せい とう］ な理由がある。

② 増税反対の ［せい とう］ です。

103日目［答え］

Ⓐ 特急列車　各駅停車　通勤快速　区間急行
Ⓑ 目玉商品　赤札販売　会員割引　数量限定

ぐるぐるしりとり

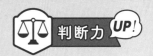

判断力 UP!

左上の角から入って⇒どおり進んだときに、二字熟語のしりとりになるよう、マスを埋めましょう。【候補】の漢字は、すべて1回ずつ使います。

【例】

⇒	⇒	⇒	⇒	⇒	⇓
⇒	⇒	⇒	⇒	⇓	⇓
⇑	⇒	⇒	⇓	⇓	⇓
⇑	⇑	⇐	⇐	⇓	⇓
⇑	⇑	⇐	⇐	⇐	⇓
⇑	⇐	⇐	⇐	⇐	⇐

⇒	音	楽	勝	手	動
学	力	作	家	屋	物
見	口	実	例	台	価
意	出	国	外	本	値
好	算	計	時	当	段
愛	信	着	装	額	差

⇒		園		童	
	頭		感		手
信		境		定	
	窓		密		題
晴		合		限	
	全		平		料

候補

歌 金 集 内 辺 想 痛 着 話
念 材 度 同 安 快 期 児 楽

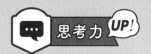

反対語

意味がまったく逆の言葉を「反対語」といいます。【候補】の漢字を使って、A〜Dで2組ずつの反対語を書きましょう。

A

候補

率	慎	軽	債
重	資	負	産

① ☐☐ ↔ ☐☐

② ☐☐ ↔ ☐☐

B

候補

御	成	撃	対
攻	反	防	賛

① ☐☐ ↔ ☐☐

② ☐☐ ↔ ☐☐

C

候補

緊	却	進	緩
退	張	弛	撃

① ☐☐ ↔ ☐☐

② ☐☐ ↔ ☐☐

D

候補

結	小	因	大
微	巨	果	原

① ☐☐ ↔ ☐☐

② ☐☐ ↔ ☐☐

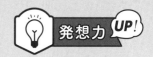

部首別の漢字書き分け

「部首」は、「偏・へん」「冠・かんむり」など、漢字を分類するときに用いられる「漢字の一部分」のことです。部首が同じ漢字を6つ書きましょう。ただし、不要な漢字が、3つ入っています。

A

艹

「草冠」を付けても、漢字になるのはどれ？

耳　口　父
古　央　台
左　母　田

B

竹

「竹冠」を付けても、漢字になるのはどれ？

龍　神　寺
間　喜　生
相　林　泊

106日目 [答え]

⇒	楽	園	児	童	歌
念	頭	痛	感	想	手
信	辺	境	内	定	話
着	窓	集	密	期	題
晴	同	合	度	限	材
快	全	安	平	金	料

楽園 ⇒ 園児 ⇒ 児童 ⇒ 童歌 ⇒ 歌手 ⇒
手話 ⇒ 話題 ⇒ 題材 ⇒ 材料 ⇒ 料金 ⇒
金平 ⇒ 平安 ⇒ 安全 ⇒ 全快 ⇒ 快晴 ⇒
晴着 ⇒ 着信 ⇒ 信念 ⇒ 念頭 ⇒ 頭痛 ⇒
痛感 ⇒ 感想 ⇒ 想定 ⇒ 定期 ⇒ 期限 ⇒
限度 ⇒ 度合 ⇒ 合同 ⇒ 同窓 ⇒ 窓辺 ⇒
辺境 ⇒ 境内 ⇒ 内密 ⇒ 密集

109日目

学習日　　月　　日

間違いやすい送り仮名

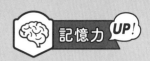

送り仮名をうろ覚えしていませんか？ ここでは、特に送り仮名を間違いやすい言葉を集めました。カタカナの部分を、正しい漢字と送り仮名で書きましょう。

Ⓐ 勝利の美酒を<u>アジワウ</u>。

（　　　　　　　　　　）

Ⓑ <u>タグイ</u>ない美しさの持ち主。

（　　　　　　　　　　）

Ⓒ <u>モットモ</u>高価な宝石です。

（　　　　　　　　　　）

Ⓓ 特価品に客が<u>ムラガル</u>。

（　　　　　　　　　　）

Ⓔ 雨の被害が<u>ハナハダシイ</u>。

（　　　　　　　　　　）

Ⓕ 初雪が<u>ツモル</u>。

（　　　　　　　　　　）

Ⓖ 清掃作業を<u>オエル</u>。

（　　　　　　　　　　）

Ⓗ 学習で脳が<u>ワカガエル</u>。

（　　　　　　　　　　）

Ⓘ 寝息が<u>キコエル</u>。

（　　　　　　　　　　）

Ⓙ 仕打ちに<u>ニクシミ</u>を感じる。

（　　　　　　　　　　）

Ⓚ <u>ワズラワシイ</u>作業が終わった。

（　　　　　　　　　　）

Ⓛ 平和に<u>スゴス</u>。

（　　　　　　　　　　）

107日目
[答え]
Ⓐ ①資産⇔負債　②軽率⇔慎重
Ⓒ ①緊張⇔弛緩　②退却⇔進撃
Ⓑ ①賛成⇔反対　②攻撃⇔防御
Ⓓ ①原因⇔結果　②巨大⇔微小

学習日　月　日

部品を詰めて言葉づくり

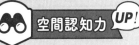

空間認知力 UP!

タテに読むと、四字熟語になるように、4つの部品を組み合わせて、下・2つのマスを埋めましょう。

【例】

海	炭	地	回
鮮	火	産	転
料	焼	地	寿
理	肉	消	司

老	血	男
舗		

		農
培	米	家

泉	館	進	浴

化	露	無
学		

		肥	栽	薬
		料		

天				
然				
温	旅			

	果	
地	農	樹

行	女
促	混

漢字かくれんぼ

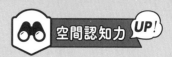

空間認知力 UP!

漢字の一部だけが見えています。元はどんな字なのかを見抜いて、2つの三字熟語に書き分けましょう。

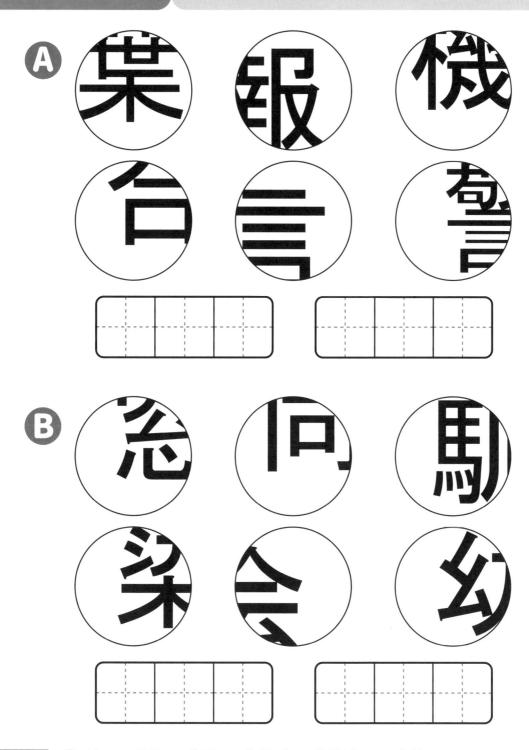

Ⓐ味わう　Ⓑ類い　Ⓒ最も　Ⓓ群がる　Ⓔ甚だしい　Ⓕ積もる
Ⓖ終える　Ⓗ若返る　Ⓘ聞こえる　Ⓙ憎しみ　Ⓚ煩わしい　Ⓛ過ごす

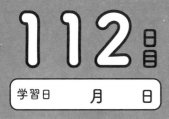
外来語の意味

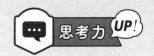
太い下線の言葉は、会話の中で使われている「カタカナ語（外来語）」です。その日本語を漢字で書き、カタカナ語と漢字を、声に出して読みましょう。

A 製品を作る原材料の<u>コスト</u>を見直す。

日本語
置き換え
→

ひ	よう

B <u>AI（エーアイ）</u>が結果を予測。

日本語
置き換え
→

じん	こう	ち	のう

C 卒業後の<u>ビジョン</u>を語る。

日本語
置き換え
→

しょう	らい	の	こう	そう
		の		

D <u>リアルタイム</u>で競馬を観戦。

日本語
置き換え
→

そく	じ

110日目
［答え］

天	老	血	男
然	舗	行	女
温	旅	促	混
泉	館	進	浴

化	露	無	果
学	地	農	樹
肥	栽	薬	農
料	培	米	家

漢字組み立て復活

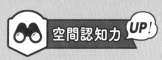

1つの漢字を4つに分割したものを、A～Fに並べました。元の漢字は何でしょうか？ 元の漢字を並べると六字熟語になります。その言葉を書きましょう。

学習日　　月　　日

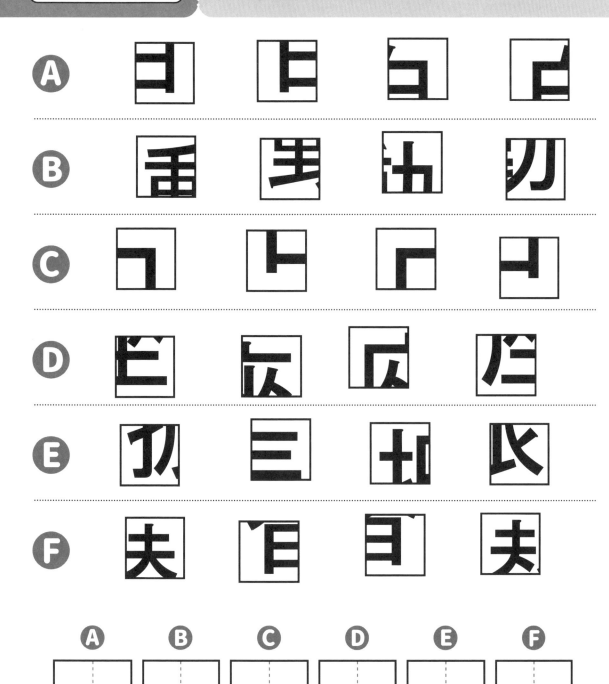

A	B	C	D	E	F

漢字詰めクロスワード

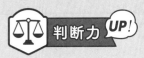 判断力 UP!

【候補】の漢字をマスに当てはめて、タテから読んでも、ヨコから読んでも、熟語になるように、マスを埋めましょう。

A

候補

一　気　港
一　毒　解
問　範　下
型　空

（パズル盤面）

				歯
天			模	
		広		
統				
		答		

B

候補

社　主　長
栄　賞　会
宿　誉　成
米

（パズル盤面）

	国		神	
	民			
				人
名		会		
			株	

Ⓐコスト＝費用　Ⓑ AI（エーアイ）＝人工知能
Ⓒビジョン＝将来の構想　Ⓓリアルタイム＝即時

123

学習日　　月　　日

観光地と都道府県

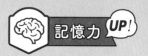記憶力 UP!

A～Gそれぞれの「読み方」を書いて、それと関係がある都道府県を線でつなぎましょう。

A 東尋坊　　●　　　　　　●　長野県
（　　　　　　　　）

B 諏訪湖　　●　　　　　　●　佐賀県
（　　　　　　　　）

C 赤福餅　　●　　　　　　●　奈良県
（　　　　　　　　）

D 伏見稲荷大社 ●　　　　　●　福井県
（　　　　　　　　）

E 平城宮跡　●　　　　　　●　鹿児島県
（　　　　　　　　）

F 吉野ヶ里歴史公園●　　　　●　京都府
（　　　　　　　　）

G 開聞岳　　●　　　　　　●　三重県
（　　　　　　　　）

113日目
［答え］

A	B	C	D	E	F
自	動	口	座	振	替

学習日　　月　　日

同じ漢字を使う慣用句

思考力 UP!

昔から習慣として使われてきた言い回しを「慣用句」といいます。その中で、同じ身体の一部の漢字を含んでいるものを並べました。A〜Fで、慣用句が成り立つ共通の漢字を書きましょう。

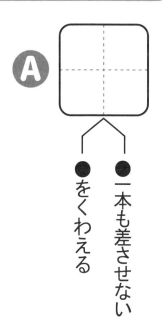

A
●をくわえる
●一本も差させない

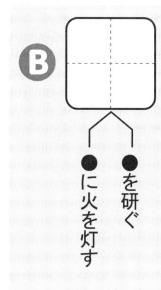

B
●に火を灯す
●を研ぐ

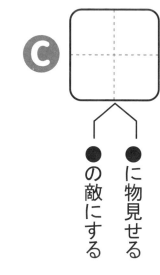

C
●の敵にする
●に物見せる

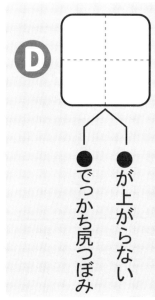

D
●でっかち尻つぼみ
●が上がらない

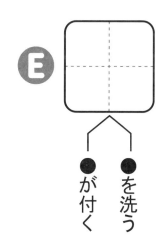

E
●が付く
●を洗う

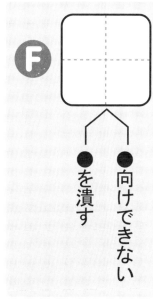

F
●を潰す
●向けできない

114日目
［答え］

A

	空	港		歯
天	気		模	型
下		広	範	
統			解	毒
一	問	一	答	

B

米	国		神	社
	民	宿		会
	栄		成	人
名	誉	会	長	
	賞		株	主

同じ部首を足して二字熟語　発想力 UP!

「部首」は、「偏・へん」「冠・かんむり」など、漢字を分類するときに用いられる「漢字の一部分」のことです。同じ部首を足して、二字熟語を書きましょう。

【例】　失　岡　→　| 鉄 | 鋼 |

Ⓐ　昏　因　→　

Ⓑ　名　何　→　

Ⓒ　出　差　→　

Ⓓ　良　貝　→　

Ⓔ　黄　丙　→　

Ⓕ　加　非　→　

115日目
［答え］

Ⓐ とうじんぼう－福井県　Ⓑ すわこ－長野県　Ⓒ あかふくもち－三重県
Ⓓ ふしみいなりたいしゃ－京都府　Ⓔ へいじょうきゅうあと－奈良県
Ⓕ よしのがりれきしこうえん－佐賀県　Ⓖ かいもんだけ－鹿児島県

126

四字熟語ネットワーク

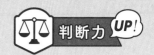

判断力 UP!

上から下へ読むタテ2つ、左上から右下へ読むナナメ1つ、合計3つの四字熟語が成り立つように、【候補】の漢字を書きましょう。【候補】は、すべて1回ずつ使います。

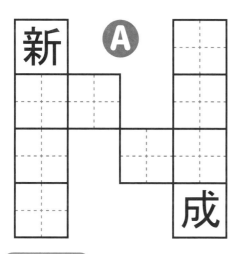

新　Ⓐ　成

候補
代陳材結人謝党育

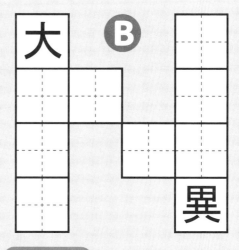

大　Ⓑ　異

候補
願変小成同天就地

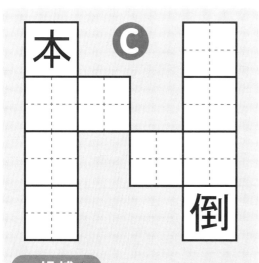

本　Ⓒ　倒

候補
家転元転本七末八

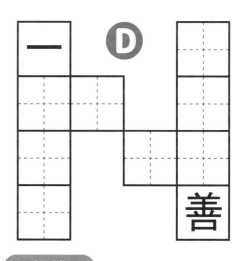

一　Ⓓ　善

候補
汁質日三一体菜改

類義語

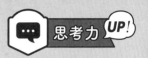

「無事≒安全」「便利≒重宝」といった、意味が似ている言葉を「類義語」といいます。【候補】の漢字を使って、2組ずつ類義語を書きましょう。

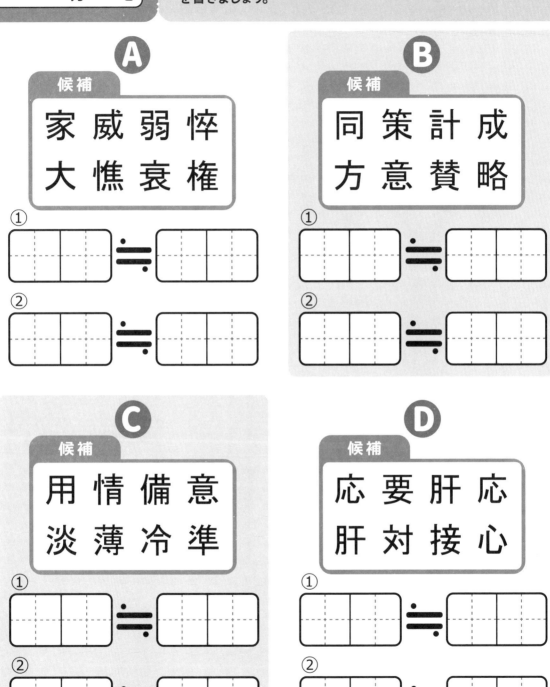

A

候補

家 威 弱 悴
大 憔 衰 権

①

≒

②

≒

B

候補

同 策 計 成
方 意 賛 略

①

≒

②

≒

C

候補

用 情 備 意
淡 薄 冷 準

①

≒

②

≒

D

候補

応 要 肝 応
肝 対 接 心

①

≒

②

≒

117日目
[答え]

Ⓐ「女偏」昏因→婚姻　Ⓑ「草冠」名何→茗荷　Ⓒ「口偏」出差→咄嗟
Ⓓ「獣偏」良貝→狼狽　Ⓔ「木偏」黄丙→横柄　Ⓕ「王偏」加非→珈琲

濁点を加えて別の言葉

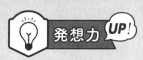

発想力 UP!

「指針・ししん→地震・じしん」「忠告・ちゅうこく→中国・ちゅうごく」のように、1か所だけ濁点を加えた別の言葉・読みを【候補】の漢字を使って、4つずつ書きましょう。

A

候補

好	黄	地	強
意	絶	頑	河

① 石膏 →　□□
せっこう　　（　　　　）

② 硬貨 →　□□
こうか　　（　　　　）

③ 医師 →　□□
いし　　（　　　　）

④ 環境 →　□□
かんきょう　（　　　　）

B

候補

報	情	人	英
番	生	語	人

① 神聖 →　□□
しんせい　　（　　　　）

② 商法 →　□□
しょうほう　（　　　　）

③ 犯人 →　□□
はんにん　　（　　　　）

④ 栄枯 →　□□
えいこ　　（　　　　）

118日目
[答え]

A
新陳代謝　党　人材育成　結成

B
大願成就　同　天変地異　小

C
本家本元　末　七転八倒　転

D
一日一　汁三菜　体質改善

129

二字熟語ネットワーク

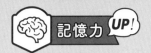
記憶力 UP!

矢印の方向に読むと、二字熟語になるように、マスに漢字を書き込みましょう。

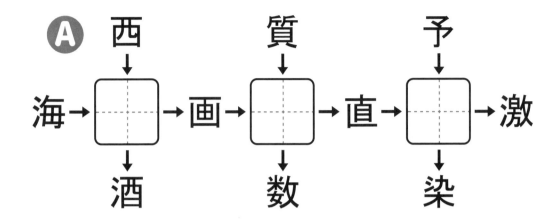

A

西↓　質↓　予↓
海→□→画→□→直→□→激
　↓　　↓　　↓
　酒　　数　　染

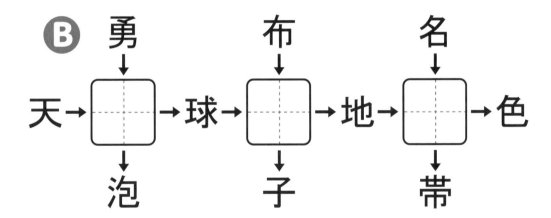

B

勇↓　布↓　名↓
天→□→球→□→地→□→色
　↓　　↓　　↓
　泡　　子　　帯

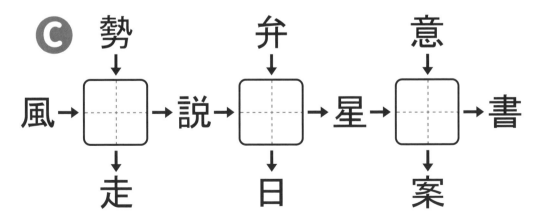

C

勢↓　弁↓　意↓
風→□→説→□→星→□→書
　↓　　↓　　↓
　走　　日　　案

ナゾトレ「ある」「ない」

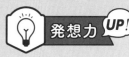

発想力 UP!

「ある」と「ない」の言葉をよく見比べてください。すると、「ある」の言葉には、共通の法則があることがわかります。それは、何でしょう?

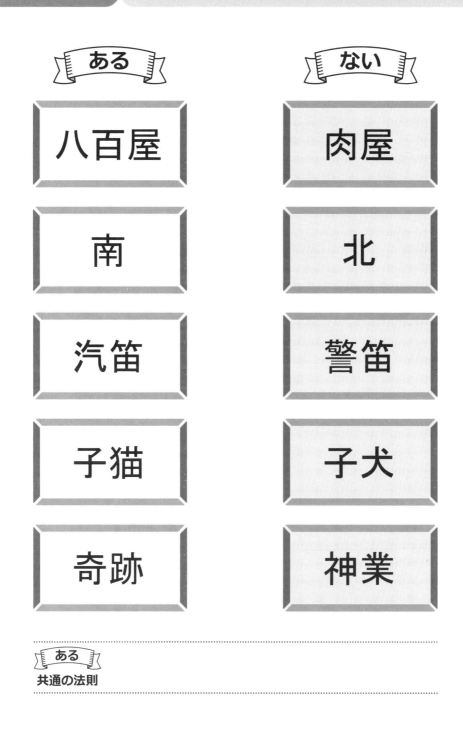

ある

| 八百屋 |
| 南 |
| 汽笛 |
| 子猫 |
| 奇跡 |

ない

| 肉屋 |
| 北 |
| 警笛 |
| 子犬 |
| 神業 |

ある
共通の法則

Ⓐ①石膏→絶好・ぜっこう　②硬貨→黄河・こうが　③医師→意地・いじ
④環境→頑強・がんきょう　Ⓑ①神聖→人生・じんせい　②商法→情報・じょうほう　③犯人→番人・ばんにん　④栄枯→英語・えいご

123日目

学習日　　月　　日

バラバラ四字熟語

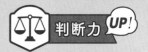 判断力 UP!

4つの四字熟語を、バラバラに詰め込みました。元の四字熟語を書き分けてください。詰め込まれた漢字は、1回ずつ使います。

A

長	病	豊	息
家	五	延	内
災	安	無	寿
穣	命	穀	全

			全

			災

延			

五			

B

冬	男	夏	怒
哀	秋	若	楽
転	女	結	起
喜	春	承	老

	怒		

		男	

	夏		

		転	

121日目
［答え］

Ⓐ「洋」「素」「感」が入る
Ⓑ「気」「団」「声」が入る
Ⓒ「力」「明」「図」が入る

三字熟語つなぎ

A、B、Cから1つずつ漢字をつないで、三字熟語を作ってください。漢字は、すべて1回ずつ使います。

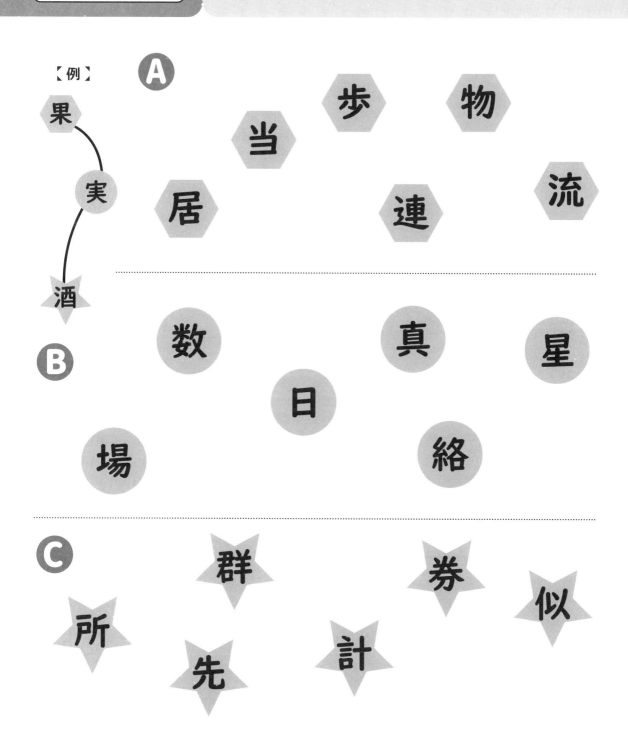

【例】
果
実
酒

A
当　歩　物
居　連　流

B
数　真　星
日
場　絡

C
群　券　似
所　先　計

「ある」の言葉は、反対から読んでも同じになることが法則
八百屋＝やおや、南＝みなみ、汽笛＝きてき、子猫＝こねこ、奇跡＝きせき

同音異義語

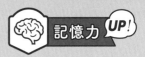

記憶力 UP!

「読み方」は同じで、意味が異なる言葉を「同音異義語」といいます。A 〜 D で、2つずつの同音異義語を書きましょう。

A はんえい

① 客の意見を 〔はん・えい〕 する。

② 企業が 〔はん・えい〕 する。

B ゆうこう

① 日中 〔ゆう・こう〕 の懸け橋だ。

② 〔ゆう・こう〕 期限が切れる。

C せいさく

① 国の 〔せい・さく〕 に従う。

② 壁画を 〔せい・さく〕 する。

D せいさん

① 自動車を 〔せい・さん〕 する。

② 出張旅費を 〔せい・さん〕 する。

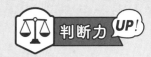

ぐるぐるしりとり

判断力 UP!

左上の角から入って⇒どおり進んだときに、二字熟語のしりとりになるよう、マスを埋めましょう。【候補】の漢字は、すべて1回ずつ使います。

【例】

⇒	⇒	⇒	⇒	⇒	⇓
⇒	⇒	⇒	⇒	⇓	⇓
⇑	⇒	⇒	⇓	⇓	⇓
⇑	⇑	⇐	⇐	⇓	⇓
⇑	⇑	⇐	⇐	⇐	⇓
⇑	⇐	⇐	⇐	⇐	⇐

⇒	音	楽	勝	手	動
学	力	作	家	屋	物
見	口	実	例	台	価
意	出	国	外	本	値
好	算	計	時	当	段
愛	信	着	装	額	差

⇒		活		粉	
	次		復		上
役		台		宅	
	眼		屋		陸
歴		途		器	
	求		法		脚

候補

鏡 帰 橋 用 本 食 立 根 目

代 着 回 雪 要 方 職 花 生

127日目

学習日　　月　　日

反対語

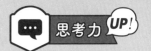 思考力 UP!

意味がまったく逆の言葉を「反対語」といいます。【候補】の漢字を使って、A〜Dで2組ずつの反対語を書きましょう。

A

候補

確	捕	放	疑
念	釈	逮	信

① ☐☐ ↔ ☐☐

② ☐☐ ↔ ☐☐

B

候補

長	短	止	寿
許	可	命	禁

① ☐☐ ↔ ☐☐

② ☐☐ ↔ ☐☐

C

候補

取	楽	地	泄
極	摂	排	獄

① ☐☐ ↔ ☐☐☐

② ☐☐ ↔ ☐☐☐

D

候補

対	壊	建	立
破	協	調	設

① ☐☐☐ ↔ ☐☐

② ☐☐☐ ↔ ☐☐

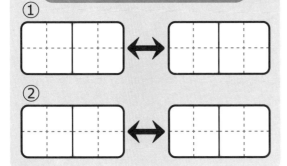

125日目
［答え］

Ⓐ ①反映　②繁栄　**Ⓑ** ①友好　②有効
Ⓒ ①政策　②制作　**Ⓓ** ①生産　②清算・精算

136

128日目

学習日　　月　　日

部首別の漢字書き分け

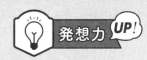

「部首」は、「偏・へん」「冠・かんむり」など、漢字を分類するとき
に用いられる「漢字の一部分」のことです。部首が同じ漢字を6
つ書きましょう。ただし、不要な漢字が、3つ入っています。

A

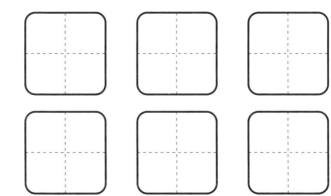

「雨冠」を付けても、漢字になるのはどれ？

田　元　云
上　下　務
強　辰　而

B

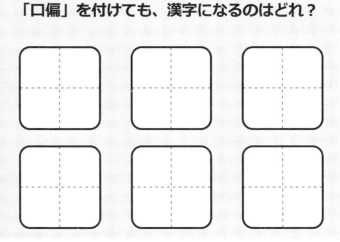

「口偏」を付けても、漢字になるのはどれ？

旧　新　属
土　末　未
垂　尽　乎

126日目 [答え]

⇒	生	活	花	粉	雪
目	次	回	復	帰	上
役	鏡	台	本	宅	着
代	眼	根	屋	食	陸
歴	方	途	用	器	橋
職	求	要	法	立	脚

生活 ⇒ 活花 ⇒ 花粉 ⇒ 粉雪 ⇒ 雪上 ⇒
上着 ⇒ 着陸 ⇒ 陸橋 ⇒ 橋脚 ⇒ 脚立 ⇒
立法 ⇒ 法要 ⇒ 要求 ⇒ 求職 ⇒ 職歴 ⇒
歴代 ⇒ 代役 ⇒ 役目 ⇒ 目次 ⇒ 次回 ⇒
回復 ⇒ 復帰 ⇒ 帰宅 ⇒ 宅食 ⇒ 食器 ⇒
器用 ⇒ 用途 ⇒ 途方 ⇒ 方眼 ⇒ 眼鏡 ⇒
鏡台 ⇒ 台本 ⇒ 本屋 ⇒ 屋根

間違いやすい送り仮名

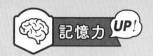

送り仮名をうろ覚えしていませんか? ここでは、特に送り仮名を間違いやすい言葉を集めました。カタカナの部分を、正しい漢字と送り仮名で書きましょう。

A ナツカシイ昭和歌謡だ。
(　　　　　　　　　　)

B 居眠りの彼をユスル。
(　　　　　　　　　　)

C 機会の操作がタクミだ。
(　　　　　　　　　　)

D 彼女の笑顔がウカブ。
(　　　　　　　　　　)

E 帽子をオサエル。
(　　　　　　　　　　)

F ナナメ前方の看板を読む。
(　　　　　　　　　　)

G 不用品をアツメル。
(　　　　　　　　　　)

H 雪のオモミに耐える家屋。
(　　　　　　　　　　)

I 集合場所をカエル。
(　　　　　　　　　　)

J 弓矢を的にアテル。
(　　　　　　　　　　)

K 判断をアヤマル。
(　　　　　　　　　　)

L マギラワシイ言い方だ。
(　　　　　　　　　　)

127日目〔答え〕

A ①逮捕⇔釈放　②疑念⇔確信　**B** ①短命⇔長寿　②許可⇔禁止
C ①排泄⇔摂取　②極楽⇔地獄　**D** ①協調⇔対立　②破壊⇔建設

部品を詰めて言葉づくり

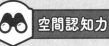

空間認知力 UP!

タテに読むと、四字熟語になるように、4つの部品を組み合わせて、下・2つのマスを埋めましょう。

【例】

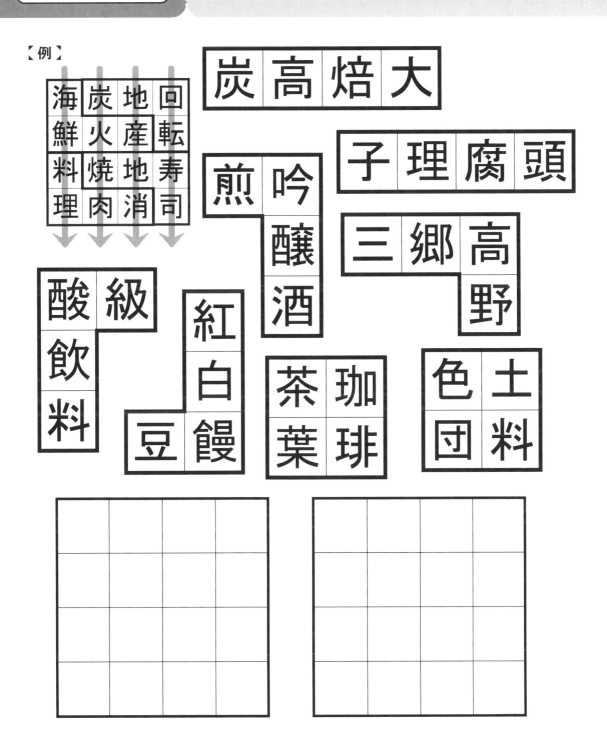

海	炭	地	回
鮮	火	産	転
料	焼	地	寿
理	肉	消	司

炭 高 焙 大

子 理 腐 頭

三 郷 高 野

煎 吟
　 醸
　 酒

酸 級
飲
料

紅
白
豆 饅

茶 珈
葉 琲

色 土
団 料

漢字かくれんぼ

漢字の一部だけが見えています。元はどんな字なのかを見抜いて、2つの三字熟語に書き分けましょう。

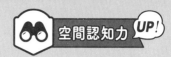空間認知力 UP!

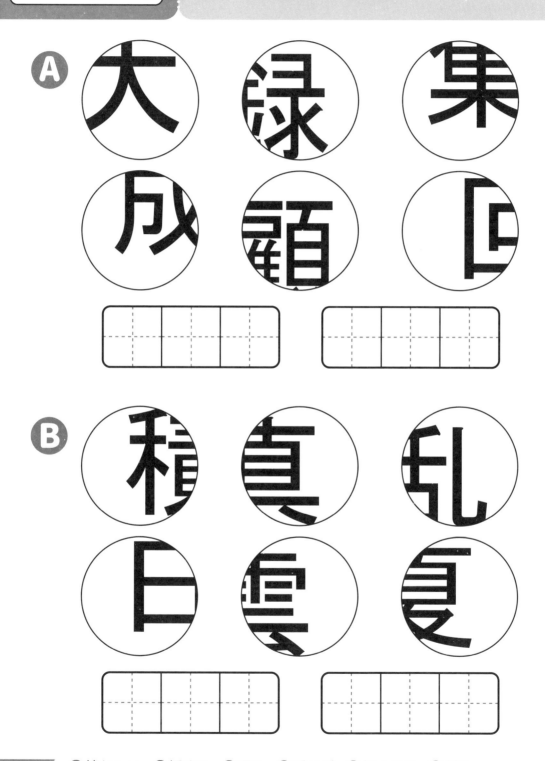

A

B

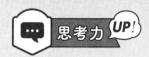

132日目

学習日　　月　　日

外来語の意味

太い下線の言葉は、会話の中で使われている「カタカナ語（外来語）」です。その日本語を漢字で書き、カタカナ語と漢字を、声に出して読みましょう。

A 市場の<u>マネージメント</u>を任す。

日本語置き換え　→

けい	えい	かん	り

B <u>ライフライン</u>の一級河川だ。

日本語置き換え　→

せい	かつ	せん

C ピザの<u>デリバリー</u>を頼む。

日本語置き換え　→

はい	たつ

D 内装の<u>プレゼンテーション</u>。

日本語置き換え　→

き	かく	せつ	めい

［答え］

炭	高	焙	大
酸	級	煎	吟
飲	茶	珈	醸
料	葉	琲	酒

三	郷	高	紅
色	土	野	白
団	料	豆	饅
子	理	腐	頭

漢字組み立て復活

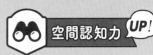

1つの漢字を4つに分割したものを、A～Fに並べました。元の漢字は何でしょうか？　元の漢字を並べると六字熟語になります。その言葉を書きましょう。

   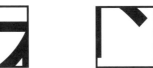

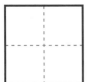 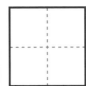 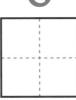 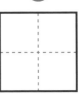

131 日目
[答え]
Ⓐ集大成　回顧録
Ⓑ真夏日　積乱雲

A

候補

場　事　街
開　細　勝
市　席　売
決　寄

	即			
				店
木			手	
工		現		

B

候補

楽　物　来
行　外　流
語　熱　季
人　一

	同		人	
海		旅		
				園
			地	

Aマネージメント＝経営管理　Bライフライン＝生活線
Cデリバリー＝配達　Dプレゼンテーション＝企画説明

143

観光地と都道府県

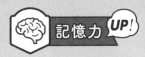 記憶力 UP!

A～Gそれぞれの「読み方」を書いて、それと関係がある都道府県を線でつなぎましょう。

A 八甲田山　●　　　　●　長野県
（　　　　　　　）

B 草津温泉　●　　　　●　青森県
（　　　　　　　）

C 永平寺　●　　　　●　京都府
（　　　　　　　）

D 善光寺　●　　　　●　三重県
（　　　　　　　）

E 松坂牛　●　　　　●　福井県
（　　　　　　　）

F 金閣寺　●　　　　●　奈良県
（　　　　　　　）

G 法隆寺　●　　　　●　群馬県
（　　　　　　　）

133日目
〔答え〕

A	B	C	D	E	F
最	長	不	倒	距	離

同じ漢字を使う慣用句

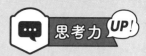
思考力 UP!

昔から習慣として使われてきた言い回しを「慣用句」といいます。その中で、同じ身体の一部の漢字を含んでいるものを並べました。A〜Fで、慣用句が成り立つ共通の漢字を書きましょう。

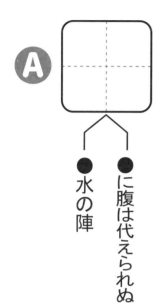

A
●水の陣
●に腹は代えられぬ

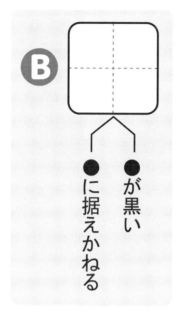

B
●が黒い
●に据えかねる

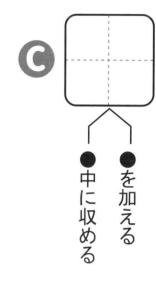

C
●中に収める
●を加える

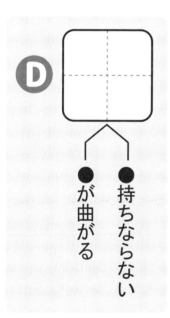

D
●が曲がる
●持ちならない

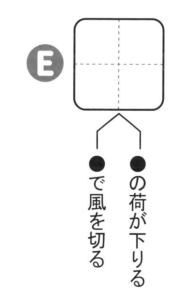

E
●で風を切る
●の荷が下りる

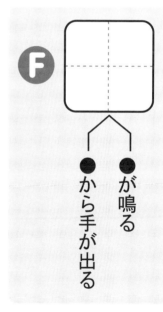

F
●が鳴る
●から手が出る

134 日目［答え］

A

	即	決		開
寄	席		売	店
木		勝	手	
細			市	街
工	事	現	場	

B

	同	一	人	物
熱		人		流
海	外	旅	行	
	来		楽	園
季	語		地	

同じ部首を足して二字熟語　　発想力 UP!

「部首」は、「偏・へん」「冠・かんむり」など、漢字を分類するときに用いられる「漢字の一部分」のことです。同じ部首を足して、二字熟語を書きましょう。

【例】 失 岡 → 鉄 鋼

Ⓐ 曽 有 →

Ⓑ 忍 正 →

Ⓒ 段 東 →

Ⓓ 昜 支 →

Ⓔ 吉 亢 →

Ⓕ 黄 倉 →

135日目
［答え］

Ⓐ はっこうださん－青森県　Ⓑ くさつおんせん－群馬県　Ⓒ えいへいじ－福井県
Ⓓ ぜんこうじ－長野県　Ⓔ まつさかぎゅう、まつさかうし－三重県
Ⓕ きんかくじ－京都府　Ⓖ ほうりゅうじ－奈良県

146

四字熟語ネットワーク

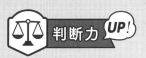

上から下へ読むタテ2つ、左上から右下へ読むナナメ1つ、合計3つの四字熟語が成り立つように、【候補】の漢字を書きましょう。【候補】は、すべて1回ずつ使います。

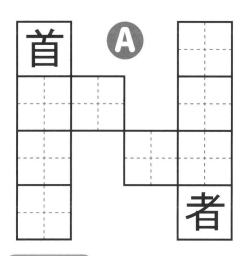

候補
一貫位両尾打千役

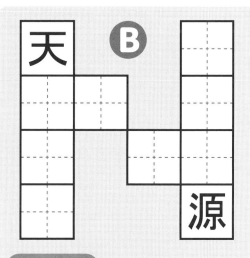

候補
体測然食資医観同

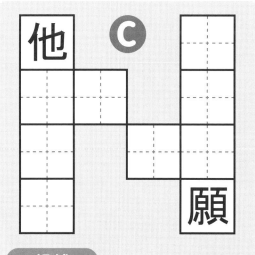

候補
格行人力本合儀祈

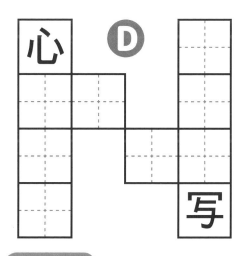

候補
転機帯描一理声模

139日目

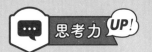

類義語

「無事≒安全」「便利≒重宝」といった、意味が似ている言葉を「類義語」といいます。【候補】の漢字を使って、2組ずつ類義語を書きましょう。

A

候補

画	詣	意	拝
参	参	計	図

① ⬜⬜⬜ ≒ ⬜⬜⬜

② ⬜⬜⬜ ≒ ⬜⬜⬜

B

候補

将	推	来	来
量	忖	未	度

① ⬜⬜⬜ ≒ ⬜⬜⬜

② ⬜⬜⬜ ≒ ⬜⬜⬜

C

候補

対	動	等	角
機	原	互	因

① ⬜⬜⬜ ≒ ⬜⬜⬜

② ⬜⬜⬜ ≒ ⬜⬜⬜

D

候補

法	手	品	品
気	格	方	段

① ⬜⬜⬜ ≒ ⬜⬜⬜

② ⬜⬜⬜ ≒ ⬜⬜⬜

140日目

学習日　　月　　日

濃点を加えて別の言葉

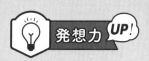
発想力 UP!

「指針・ししん→地震・じしん」「忠告・ちゅうこく→中国・ちゅうごく」
のように、1か所だけ濁点を加えた別の言葉・読みを【候補】の
漢字を使って、4つずつ書きましょう。

A

候補

当	獣	勢	充
迎	豪	歓	怪

① 回収 →
かいしゅう　（　　　　）

② 関係 →
かんけい　（　　　　）

③ 公正 →
こうせい　（　　　　）

④ 周到 →
しゅうとう　（　　　　）

B

候補

求	非	刑	常
常	減	用	人

① 急進 →
きゅうしん　（　　　　）

② 県警 →
けんけい　（　　　　）

③ 商用 →
しょうよう　（　　　　）

④ 飛翔 →
ひしょう　（　　　　）

138日目
［答え］

A　首尾一貫／千両役者／位打

B　天体観測／然資／医食同源

C　他人行儀／人力／合格祈願／本

D　心機一転／理／声帯模写／描

149

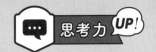

141日目

学習日　　月　　日

間違いやすい日本語

読みや文字の使い方が似ていて、間違いやすい日本語があります。正しい方に「〇」を付けて、その読み方をひらがなで、下の枠に書き、声に出して読みましょう。

A
☐ 見かけ倒れ
☐ 見かけ倒し

読み方

B
☐ 愛嬌を振りまく
☐ 愛想を振りまく

読み方

C
☐ 頭をかしげる
☐ 首をかしげる

読み方

D
☐ 風下に置けない
☐ 風上に置けない

読み方

E
☐ 下にも置かぬ
☐ 上にも置かぬ

読み方

F
☐ 消息を絶つ
☐ 消息を断つ

読み方

G
☐ 間が持てない
☐ 間が持たない

読み方

H
☐ 新規巻き返し
☐ 新規蒔き直し

読み方

139日目
[答え]

Ⓐ①計画≒意図　②参拝≒参詣　Ⓑ①将来≒未来　②推量≒忖度
Ⓒ①対等≒互角　②動機≒原因　Ⓓ①品格≒気品　②方法≒手段

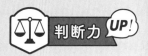

四文字クロスワード

ヨコ＝左→右、タテ＝上→下で読むと熟語になるように、A～E のマスに下の漢字を書きましょう。

【例】

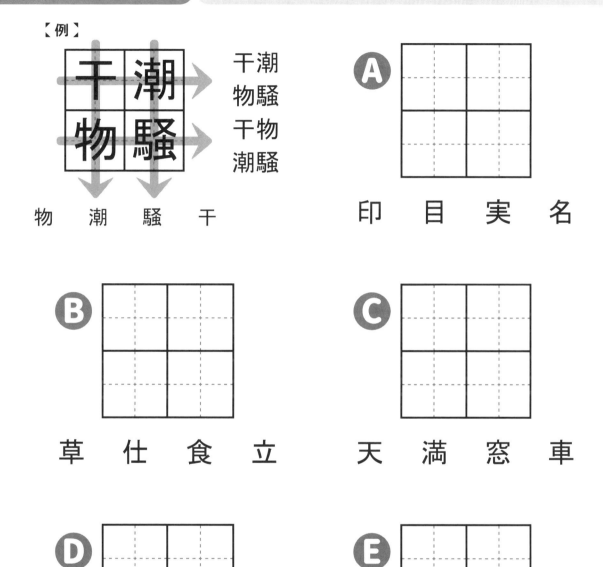

干	潮
物	騒

→ 干潮
→ 物騒
→ 干物
→ 潮騒

物　潮　騒　干

A

印　目　実　名

B

草　仕　食　立

C

天　満　窓　車

D

脚　水　行　色

E

愛　用　引　割

Ⓐ①回収→怪獣・かいじゅう　②関係→歓迎・かんげい　③公正→豪勢・ごうせい　④周到→充当・じゅうとう　Ⓑ①急進→求人・きゅうじん　②県警→減刑・げんけい　③商用→常用・じょうよう　④飛翔→非常・ひじょう

143 日目

学習日　　月　　日

バラバラ四字熟語

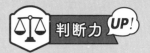

4つの四字熟語を、バラバラに詰め込みました。元の四字熟語を書き分けてください。詰め込まれた漢字は、1回ずつ使います。

Ⓐ

野	獣	物	然
保	汰	護	危
惧	滅	動	絶
自	生	鳥	淘

野			

	然		

		保	

			惧

Ⓑ

成	人	全	焼
到	全	燃	標
力	前	発	完
目	揮	未	達

			燃

	標		

前			

	力		

141 日目
〔答え〕

Ⓐ見かけ倒し＝みかけだおし　Ⓑ愛嬌を振りまく＝あいきょうをふりまく　Ⓒ首をかしげる＝くびをかしげる　Ⓓ風上に置けない＝かざかみにおけない　Ⓔ下にも置かぬ＝したにもおかぬ　Ⓕ消息を絶つ＝しょうそくをたつ　Ⓖ間が持てない＝まがもてない　Ⓗ新規蒔き直し＝しんきまきなおし

三字熟語つなぎ

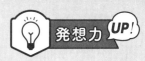

A、B、Cから1つずつ漢字をつないで、三字熟語を作ってください。漢字は、すべて1回ずつ使います。

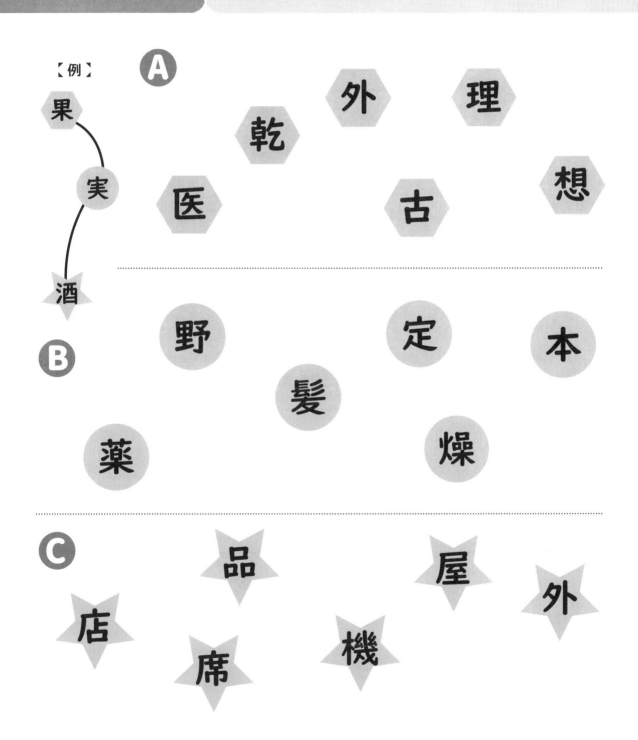

【例】

A

果　実　酒

B

C

外　理　乾　想　医　古

野　定　本　髪　燥　薬

品　屋　外　店　機　席

A 名目 実印	B 仕草 立食	C 満天 車窓	D 行水 脚色	E 割愛 引用

同音異義語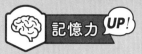

「読み方」は同じで、意味が異なる言葉を「同音異義語」といいます。A 〜 D で、2 つずつの同音異義語を書きましょう。

A しめい

① し｜めい を記入する。

② 平和維持が し｜めい だ。

B たいとう

① たい｜とう の立場で話す。

② 有能な新人が たい｜とう 。

C そうい

① そう｜い と工夫をこらす。

② 調書に そう｜い はない。

D じどう

① じ｜どう ドアに注意。

② じ｜どう 文学の大家だ。

143 日目
［答え］
Ⓐ 野生動物　自然淘汰　鳥獣保護　絶滅危惧
Ⓑ 完全燃焼　目標達成　前人未到　全力発揮

146 日目

学習日　　月　　日

ぐるぐるしりとり

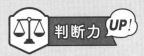
判断力 UP!

左上の角から入って⇒どおり進んだときに、二字熟語のしりとりになるよう、マスを埋めましょう。【候補】の漢字は、すべて１回ずつ使います。

【例】

⇒	⇒	⇒	⇒	⇒	⇓
⇒	⇒	⇒	⇒	⇓	⇓
⇑	⇒	⇒	⇓	⇓	⇓
⇑	⇑	⇐	⇐	⇓	⇓
⇑	⇑	⇐	⇐	⇐	⇓
⇑	⇐	⇐	⇐	⇐	⇐

⇒	音	楽	勝	手	動
学	力	作	家	屋	物
見	口	実	例	台	価
意	出	国	外	本	値
好	算	計	時	当	段
愛	信	着	装	額	差

		発		迎	
	広		接		眠
幕		答		望	
	出		書		分
文		継		足	
	動	年		内	

（⇒ は左上マスに表示）

候補

春　辞　波　身　跡　口　待　定　送
挑　気　道　字　末　作　続　遠　間

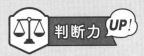

医薬品・乾燥機・外野席・古本屋・理髪店・想定外

反対語

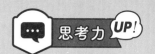

意味がまったく逆の言葉を「反対語」といいます。【候補】の漢字を使って、A〜Dで2組ずつの反対語を書きましょう。

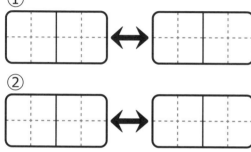

A

候補

供　言　沈　需
要　発　給　黙

① ☐☐ ↔ ☐☐

② ☐☐ ↔ ☐☐

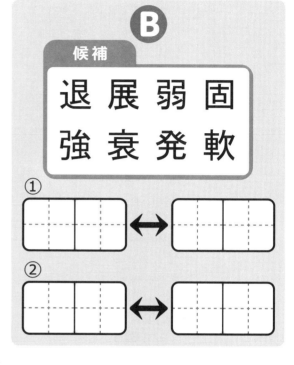

B

候補

退　展　弱　固
強　衰　発　軟

① ☐☐ ↔ ☐☐

② ☐☐ ↔ ☐☐

C

候補

半　下　受　増
却　減　倍　理

① ☐☐ ↔ ☐☐

② ☐☐ ↔ ☐☐

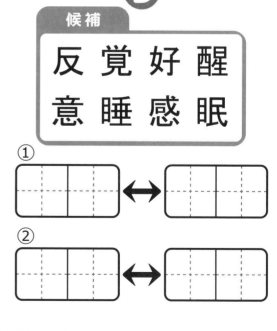

D

候補

反　覚　好　醒
意　睡　感　眠

① ☐☐ ↔ ☐☐

② ☐☐ ↔ ☐☐

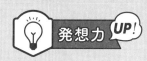

部首別の漢字書き分け

発想力 UP!

「部首」は、「偏・へん」「冠・かんむり」など、漢字を分類するとき に用いられる「漢字の一部分」のことです。部首が同じ漢字を6 つ書きましょう。ただし、不要な漢字が、3つ入っています。

A

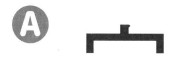

「ウ冠」を付けても、漢字になるのはどれ？

正　番　竜
龍　祭　奇
山　谷　肖

B

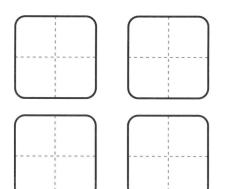

「土偏」を付けても、漢字になるのはどれ？

里　悪　方
亘　突　平
反　半　鬼

146日目
[答え]

⇒	挑	発	送	迎	春
末	広	間	接	待	眠
幕	口	答	辞	望	気
字	出	道	書	遠	分
文	続	継	跡	足	身
作	動	波	年	定	内

挑発 ⇒ 発送 ⇒ 送迎 ⇒ 迎春 ⇒ 春眠 ⇒
眠気 ⇒ 気分 ⇒ 分身 ⇒ 身内 ⇒ 内定 ⇒
定年 ⇒ 年波 ⇒ 波動 ⇒ 動作 ⇒ 作文 ⇒
文字 ⇒ 字幕 ⇒ 幕末 ⇒ 末広 ⇒ 広間 ⇒
間接 ⇒ 接待 ⇒ 待望 ⇒ 望遠 ⇒ 遠足 ⇒
足跡 ⇒ 跡継 ⇒ 継続 ⇒ 続出 ⇒ 出口 ⇒
口答 ⇒ 答辞 ⇒ 辞書 ⇒ 書道

間違いやすい送り仮名

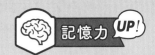

記憶力 UP!

送り仮名をうろ覚えしていませんか? ここでは、特に送り仮名を間違いやすい言葉を集めました。カタカナの部分を、正しい漢字と送り仮名で書きましょう。

Ⓐ 贅沢のキワミだ。

(　　　　　　　　　)

Ⓑ タガイの健康を願う。

(　　　　　　　　　)

Ⓒ 彼の口調がナメラカだ。

(　　　　　　　　　)

Ⓓ カシコイ選択と言える。

(　　　　　　　　　)

Ⓔ イサギヨイ謝罪が好印象に。

(　　　　　　　　　)

Ⓕ 交通整理をオコナウ。

(　　　　　　　　　)

Ⓖ 母のタヨリが届く。

(　　　　　　　　　)

Ⓗ 孫の到着がマチドオシイ。

(　　　　　　　　　)

Ⓘ フタタビ記録に挑む。

(　　　　　　　　　)

Ⓙ 入会をモウシコム。

(　　　　　　　　　)

Ⓚ このアタリで店を探す。

(　　　　　　　　　)

Ⓛ ワザワイは不注意が原因だ。

(　　　　　　　　　)

147日目
[答え]

Ⓐ ①供給⇔需要　②発言⇔沈黙　　Ⓑ ①衰退⇔発展　②強固⇔軟弱
Ⓒ ①半減⇔倍増　②却下⇔受理　　Ⓓ ①睡眠⇔覚醒　②反感⇔好意

部品を詰めて言葉づくり　👓 空間認知力 UP!

タテに読むと、四字熟語になるように、4つの部品を組み合わせて、下・2つのマスを埋めましょう。

【例】

海	炭	地	回
鮮	火	産	転
料	焼	地	寿
理	肉	消	司

神　島
山　神

都　球
京
都　銀　地

天
草
地

伊　床
　　半
　　島

古　琉　紀　知

王　山
国　地

白　厳　石
　　　　見

地　社　山　方

学習日　月　日

漢字かくれんぼ

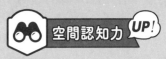 空間認知力 UP!

漢字の一部だけが見えています。元はどんな字なのかを見抜いて、2つの三字熟語に書き分けましょう。

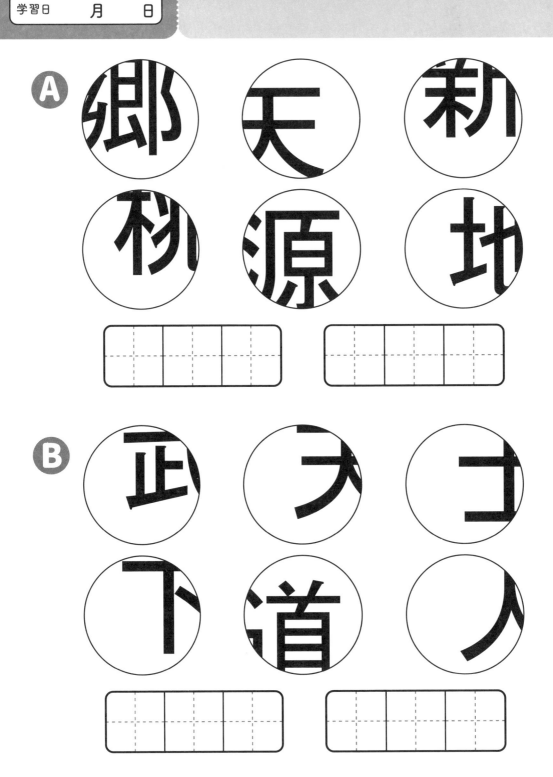

A 極み　B 互い　C 滑らか　D 賢い　E 潔い　F 行う
G 便り　H 待ち遠しい　I 再び　J 申し込む　K 辺り　L 災い

学習日　　月　　日

外来語の意味

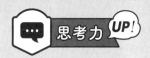思考力 UP!

太い下線の言葉は、会話の中で使われている「カタカナ語（外来語）」です。その日本語を漢字で書き、カタカナ語と漢字を、声に出して読みましょう。

A 裏話は<u>オフレコ</u>で頼むよ。

日本語置き換え →

ひ	こう	かい	はつ	げん

B <u>サステナビリティ</u>がある環境保全策。

日本語置き換え →

じ	ぞく	か	のう	せい

C 伝統工芸の<u>ノウハウ</u>を学ぶ。

日本語置き換え →

せん	もん	てき	ち	しき

D 誠実は我が社の<u>ポリシー</u>だ。

日本語置き換え →

ほう	しん

150日目 ［答え］

白	厳	石	天
神	島	見	草
山	神	銀	地
地	社	山	方

古	琉	紀	知
都	球	伊	床
京	王	山	半
都	国	地	島

漢字組み立て復活

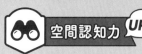

1つの漢字を4つに分割したものを、A～Fに並べました。元の漢字は何でしょうか？ 元の漢字を並べると六字熟語になります。その言葉を書きましょう。

 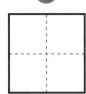 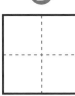

151 日目
［答え］

Ⓐ桃源郷　新天地
Ⓑ武士道　天下人

162

学習日　　月　　日

漢字詰めクロスワード

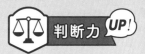
判断力 UP!

【候補】の漢字をマスに当てはめて、タテから読んでも、ヨコから読んでも、熟語になるように、マスを埋めましょう。

A

候補

道	合	財
武	化	具
要	文	球
不	圧	重

グリッドA（一部埋まっているマス）

		文		
	■	房	■	布
■				■
恋	■	■	気	
		両		■

B

候補

金	語	税
正	人	留
通	学	義
法	共	

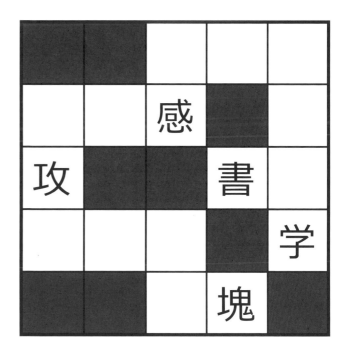

グリッドB（一部埋まっているマス）

■	■			
		感	■	
攻	■		書	
			■	学
■			塊	■

Ⓐオフレコ＝非公開発言　Ⓑサステナビリティ＝持続可能性
Ⓒノウハウ＝専門的知識　Ⓓポリシー＝方針

155日目

学習日　　月　　日

観光地と都道府県

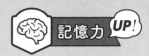

記憶力 UP!

A～Gそれぞれの「読み方」を書いて、それと関係がある都道府県を線でつなぎましょう。

Ⓐ 倉敷美観地区 ●
（　　　　　　）

Ⓑ 道後温泉 ●
（　　　　　　）

Ⓒ 軍艦島 ●
（　　　　　　）

Ⓓ 桜島 ●
（　　　　　　）

Ⓔ 大間まぐろ ●
（　　　　　　）

Ⓕ 秩父神社 ●
（　　　　　　）

Ⓖ 白川郷合掌造り集落●
（　　　　　　）

● 長崎県

● 埼玉県

● 鹿児島県

● 愛媛県

● 岐阜県

● 岡山県

● 青森県

153日目
［答え］

Ⓐ	Ⓑ	Ⓒ	Ⓓ	Ⓔ	Ⓕ
内	閣	不	信	任	案

同じ漢字を使う慣用句　💬 思考力 UP!

昔から習慣として使われてきた言い回しを「慣用句」といいます。その中で、同じ身体の一部の漢字を含んでいるものを並べました。A〜Fで、慣用句が成り立つ共通の漢字を書きましょう。

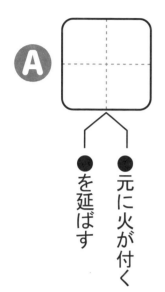

A
● を延ばす
● 元に火が付く

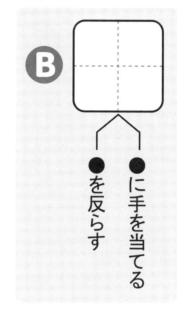

B
● を反らす
● に手を当てる

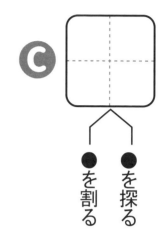

C
● を割る
● を探る

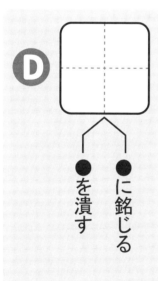

D
● を潰す
● に銘じる

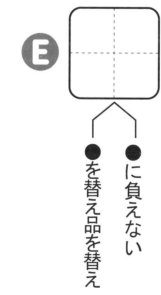

E
● を替え品を替え
● に負えない

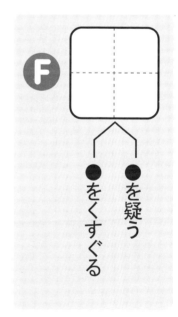

F
● をくすぐる
● を疑う

154日目 [答え]

Ⓐ
重	要	文	化	財
圧	■	房	■	布
■	不	具	合	■
恋	■	■	気	球
文	武	両	道	■

Ⓑ
■	■	共	通	語
正	義	感	■	学
攻	■	■	書	留
法	人	税	■	学
■	■	金	塊	■

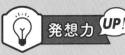

同じ部首を足して二字熟語　発想力 UP!

「部首」は、「偏・へん」「冠・かんむり」など、漢字を分類するときに用いられる「漢字の一部分」のことです。同じ部首を足して、二字熟語を書きましょう。

【例】 失　岡 → | 鉄 | 鋼 |

Ⓐ 采　屈 →

Ⓑ 非　回 →

Ⓒ 疾　石 →

Ⓓ 愛　未 →

Ⓔ 目　奉 →

Ⓕ 然　尭 →

155日目
［答え］

Ⓐ くらしきびかんちく－岡山県　Ⓑ どうごおんせん－愛媛県
Ⓒ ぐんかんじま－長崎県　Ⓓ さくらじま－鹿児島県　Ⓔ おおままぐろ－青森県
Ⓕ ちちぶじんじゃ－埼玉県　Ⓖ しらかわごうがっしょうづくりしゅうらく－岐阜県

166

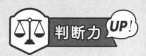

158日目

学習日　　月　　日

四字熟語ネットワーク

判断力 UP!

上から下へ読むタテ2つ、左上から右下へ読むナナメ1つ、合計3つの四字熟語が成り立つように、【候補】の漢字を書きましょう。【候補】は、すべて1回ずつ使います。

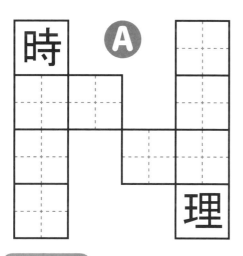

候補
期整料交尚通早短

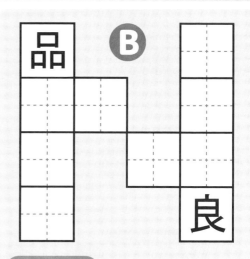

候補
化行改消正方種不

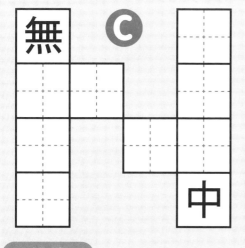

候補
料夢四体六験我時

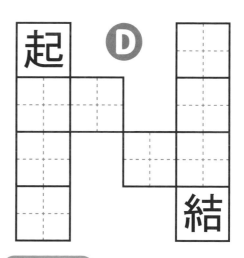

候補
転一死回生致承団

類義語

「無事≒安全」「便利≒重宝」といった、意味が似ている言葉を「類義語」といいます。【候補】の漢字を使って、2組ずつ類義語を書きましょう。

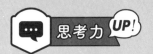 思考力 UP!

A

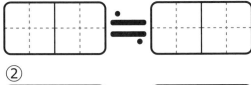

候補

| 然 | 由 | 判 | 緒 |
| 来 | 然 | 歴 | 歴 |

① ▢▢ ≒ ▢▢

② ▢▢ ≒ ▢▢

B

候補

| 活 | 惧 | 懸 | 快 |
| 危 | 発 | 活 | 念 |

① ▢▢ ≒ ▢▢

② ▢▢ ≒ ▢▢

C

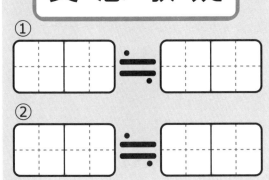

候補

| 質 | 服 | 問 | 心 |
| 質 | 感 | 敬 | 疑 |

① ▢▢ ≒ ▢▢

② ▢▢ ≒ ▢▢

D

候補

| 性 | 待 | 望 | 気 |
| 期 | 質 | 質 | 嘱 |

① ▢▢ ≒ ▢▢

② ▢▢ ≒ ▢▢

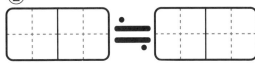

157日目
［答え］

Ⓐ「手偏」采屈→採掘　Ⓑ「行人偏」非回→徘徊　Ⓒ「女偏」疾石→嫉妬
Ⓓ「日偏」愛未→曖昧　Ⓔ「木偏」目奉→相棒　Ⓕ「火偏」然尭→燃焼

160日目

学習日　　月　　日

濁点を加えて別の言葉

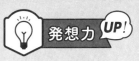 発想力 UP!

「指針・ししん→地震・じしん」「忠告・ちゅうこく→中国・ちゅうごく」のように、1か所だけ濁点を加えた別の言葉・読みを【候補】の漢字を使って、4つずつ書きましょう。

A

候補

代 楽 勝 弓
道 道 用 負

① 太陽 たいよう → （　　　　　）

② 給湯 きょうとう → （　　　　　）

③ 当落 とうらく → （　　　　　）

④ 娼婦 しょうふ → （　　　　　）

B

候補

家 薬 識 毒
裁 財 判 常

① 火災 かさい → （　　　　　）

② 正直 しょうじき → （　　　　　）

③ 特約 とくやく → （　　　　　）

④ 再犯 さいはん → （　　　　　）

158日目［答え］

A

時			交	
期	短		通	
尚		料	整	
早			理	

B

品			消	
行	種		化	
方		改	不	
正			良	

C

無			四	
料	我		六	
体		夢	時	
験			中	

D

起			一	
死	承		致	
回		転	団	
生			結	

169

二字熟語ネットワーク

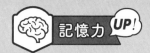

記憶力 UP!

矢印の方向に読むと、二字熟語になるように、マスに漢字を書き込みましょう。

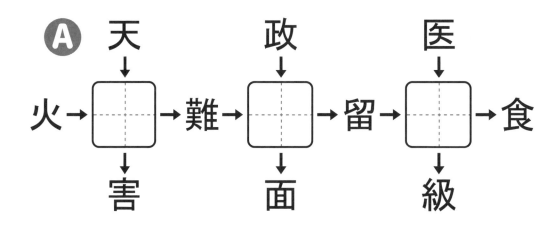

A

天 ↓ / 火 → □ → 難 / ↓ 害

政 ↓ / → □ → 留 / ↓ 面

医 ↓ / → □ → 食 / ↓ 級

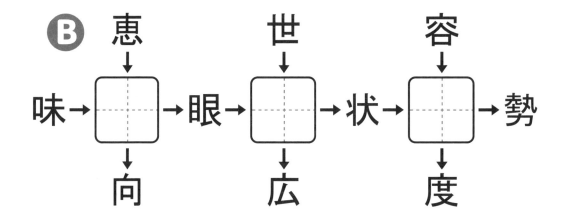

B

恵 ↓ / 味 → □ → 眼 / ↓ 向

世 ↓ / → □ → 状 / ↓ 広

容 ↓ / → □ → 勢 / ↓ 度

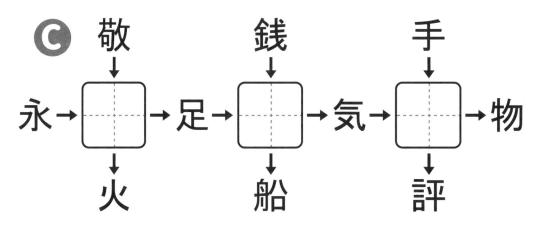

C

敬 ↓ / 永 → □ → 足 / ↓ 火

銭 ↓ / → □ → 気 / ↓ 船

手 ↓ / → □ → 物 / ↓ 評

ナゾトレ「ある」「ない」

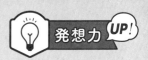

発想力 UP!

「ある」と「ない」の言葉をよく見比べてください。すると、「ある」の言葉には、共通の法則があることがわかります。それは、何でしょう?

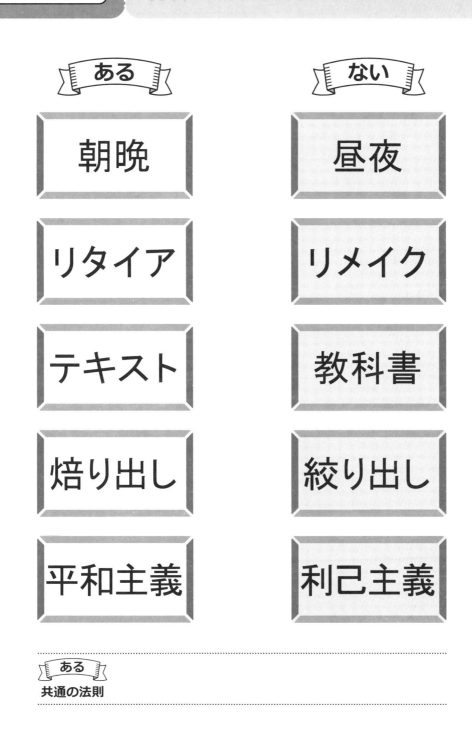

ある	ない
朝晩	昼夜
リタイア	リメイク
テキスト	教科書
焙り出し	絞り出し
平和主義	利己主義

ある 共通の法則

バラバラ四字熟語

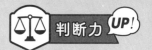

4つの四字熟語を、バラバラに詰め込みました。元の四字熟語を書き分けてください。詰め込まれた漢字は、1回ずつ使います。

Ⓐ

後	栄	風	前
左	花	盛	西
衰	南	枯	右
東	月	鳥	北

			左	

				北

		盛		

		鳥		

Ⓑ

婚	場	輪	結
婚	新	式	結
婚	新	旅	郎
指	新	婦	行

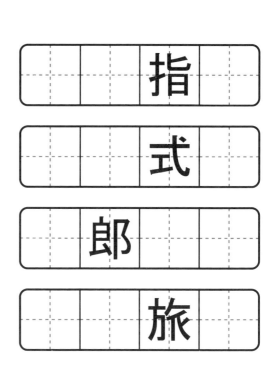

			指	

			式	

		郎		

			旅	

161日目
［答え］

Ⓐ「災」「局」「学」が入る
Ⓑ「方」「帯」「態」が入る
Ⓒ「遠」「湯」「品」が入る

172

三字熟語つなぎ

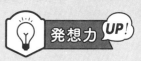 発想力 UP!

A、B、Cから1つずつ漢字をつないで、三字熟語を作ってください。漢字は、すべて1回ずつ使います。

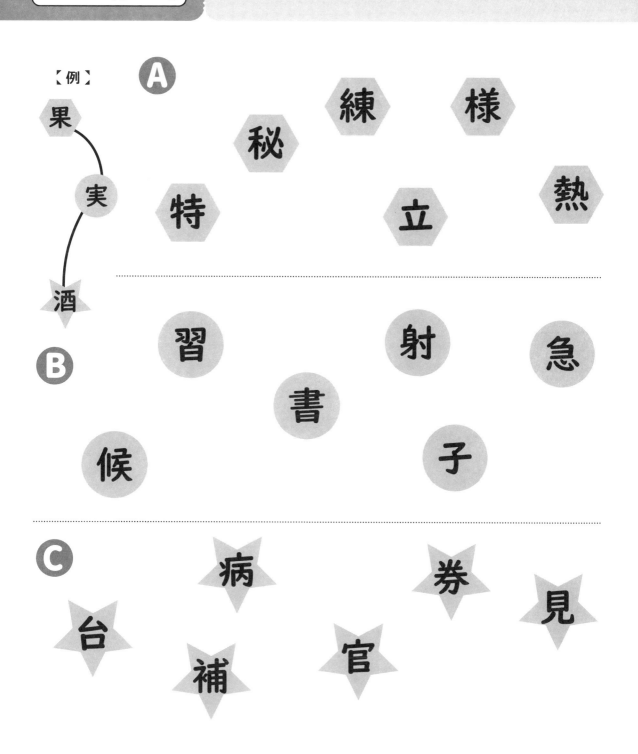

【例】

A

果 → 実 → 酒

練　様
秘
特　立　熱

B

習　射　急
書
候　子

C

病　券
台　見
補　官

「ある」の言葉は、魚の名前が入っていることが法則
朝晩＝あ「さば」ん、リタイア＝り「たい」あ、テキスト＝て「きす」と、焙り
出し＝あ「ぶり」だし、平和主義＝へ「いわし」ゅぎ

同音異義語

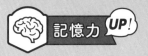

「読み方」は同じで、意味が異なる言葉を「同音異義語」といいます。A 〜 D で、2つずつの同音異義語を書きましょう。

A　ようじ

① ┌よう┬じ┐ と手を繋ぐ。

② ┌よう┬じ┐ を済ませる。

B　えいが

① ┌えい┬が┐ が公開される。

② 老舗が ┌えい┬が┐ を極める。

C　しんたい

① ┌しん┬たい┐ 測定に臨む。

② 役職の ┌しん┬たい┐ を考える。

D　じしん

① ┌じ┬しん┐ の被害はなかった。

② 勝つ ┌じ┬しん┐ がある。

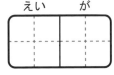

163日目
［答え］

Ⓐ 前後左右　東西南北　栄枯盛衰　花鳥風月
Ⓑ 結婚指輪　結婚式場　新郎新婦　新婚旅行

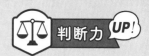

166日目

学習日　　月　　日

ぐるぐるしりとり

左上の角から入って⇒どおり進んだときに、二字熟語のしりとりになるよう、マスを埋めましょう。【候補】の漢字は、すべて1回ずつ使います。

判断力 UP!

【例】

⇒	⇒	⇒	⇒	⇒	⇓
⇒	⇒	⇒	⇒	⇓	⇓
⇑	⇒	⇒	⇓	⇓	⇓
⇑	⇑	⇐	⇐	⇓	⇓
⇑	⇑	⇐	⇐	⇐	⇓
⇑	⇐	⇐	⇐	⇐	⇐

⇒	音	楽	勝	手	動
学	力	作	家	屋	物
見	口	実	例	台	価
意	出	国	外	本	値
好	算	計	時	当	段
愛	信	着	装	額	差

問題

⇒		腕		織	
	費		品		路
写		技		販	
	気		走		車
栄		地		店	
	外		符		親

候補

売　元　肩　師　切　者　転　手　用
経　両　番　組　球　物　光　姫　号

164日目 [答え]　特急券・秘書官・練習台・立候補・様子見・熱射病

167 日目

学習日　　月　　日

反対語

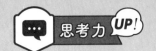

思考力 UP!

意味がまったく逆の言葉を「反対語」といいます。【候補】の漢字を使って、A〜Dで2組ずつの反対語を書きましょう。

Ⓐ

候補

繁	危	堵	閑
散	安	忙	惧

① □□ ↔ □□

② □□ ↔ □□

Ⓑ

候補

使	魔	憶	却
記	天	忘	悪

① □□ ↔ □□

② □□ ↔ □□

Ⓒ

候補

獣	家	凡	畜
材	野	逸	才

① □□ ↔ □□

② □□ ↔ □□

Ⓓ

候補

濃	宅	淡	厚
留	白	守	在

① □□ ↔ □□

② □□ ↔ □□

165日目[答え]
Ⓐ ①幼児　②用事　Ⓑ ①映画　②栄華
Ⓒ ①身体　②進退　Ⓓ ①地震　②自信

部首別の漢字書き分け

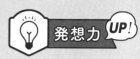

「部首」は、「偏・へん」「冠・かんむり」など、漢字を分類するときに用いられる「漢字の一部分」のことです。部首が同じ漢字を6つ書きましょう。ただし、不要な漢字が、3つ入っています。

A

シ

花　舌　骨
肉　工　先
竜　強　弱

「三水」を付けても、漢字になるのはどれ？

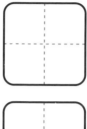 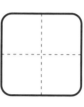 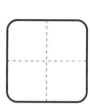

 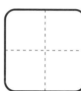 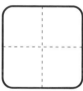

B

糸

田　西　原
且　東　色
水　屯　泉

「糸偏」を付けても、漢字になるのはどれ？

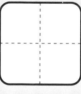 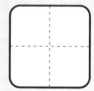

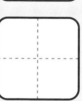 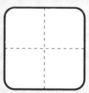

166日目
［答え］

⇒	手	腕	組	織	姫
経	費	用	品	物	路
写	球	技	師	販	肩
転	気	者	走	売	車
栄	元	地	番	店	両
光	外	号	符	切	親

手腕 ⇒ 腕組 ⇒ 組織 ⇒ 織姫 ⇒ 姫路 ⇒
路肩 ⇒ 肩車 ⇒ 車両 ⇒ 両親 ⇒ 親切 ⇒
切符 ⇒ 符号 ⇒ 号外 ⇒ 外光 ⇒ 光栄 ⇒
栄転 ⇒ 転写 ⇒ 写経 ⇒ 経費 ⇒ 費用 ⇒
用品 ⇒ 品物 ⇒ 物販 ⇒ 販売 ⇒ 売店 ⇒
店番 ⇒ 番地 ⇒ 地元 ⇒ 元気 ⇒ 気球 ⇒
球技 ⇒ 技師 ⇒ 師走 ⇒ 走者

間違いやすい送り仮名

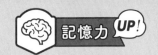

記憶力 UP!

送り仮名をうろ覚えしていませんか？ ここでは、特に送り仮名を間違いやすい言葉を集めました。カタカナの部分を、正しい漢字と送り仮名で書きましょう。

Ⓐ 里の風は<u>アタタカ</u>だ。

（　　　　　　　　　）

Ⓑ 勧誘の説明を<u>コトワル</u>。

（　　　　　　　　　）

Ⓒ 保護者<u>ナラビニ</u>生徒の諸君。

（　　　　　　　　　）

Ⓓ 水流の<u>イキオイ</u>が増す。

（　　　　　　　　　）

Ⓔ 販売会を<u>モヨオス</u>。

（　　　　　　　　　）

Ⓕ 祖父を<u>ウシロ</u>から支える。

（　　　　　　　　　）

Ⓖ <u>カナラズ</u>嘘はばれる。

（　　　　　　　　　）

Ⓗ 志し<u>ナカバ</u>で断念。

（　　　　　　　　　）

Ⓘ <u>コトナル</u>意見がぶつかる。

（　　　　　　　　　）

Ⓙ 便宜を<u>ハカラウ</u>。

（　　　　　　　　　）

Ⓚ 日が<u>クレル</u>。

（　　　　　　　　　）

Ⓛ 花の<u>カオリ</u>が漂う。

（　　　　　　　　　）

部品を詰めて言葉づくり

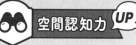空間認知力 UP!

タテに読むと、四字熟語になるように、4つの部品を組み合わせて、下・2つのマスを埋めましょう。

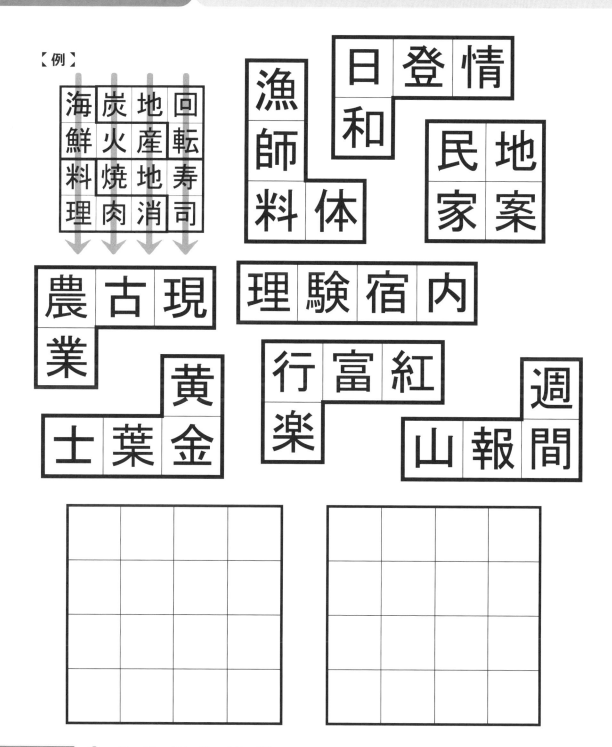

【例】

海	炭	地	回
鮮	火	産	転
料	焼	地	寿
理	肉	消	司

漢字かくれんぼ

漢字の一部だけが見えています。元はどんな字なのかを見抜いて、2つの三字熟語に書き分けましょう。

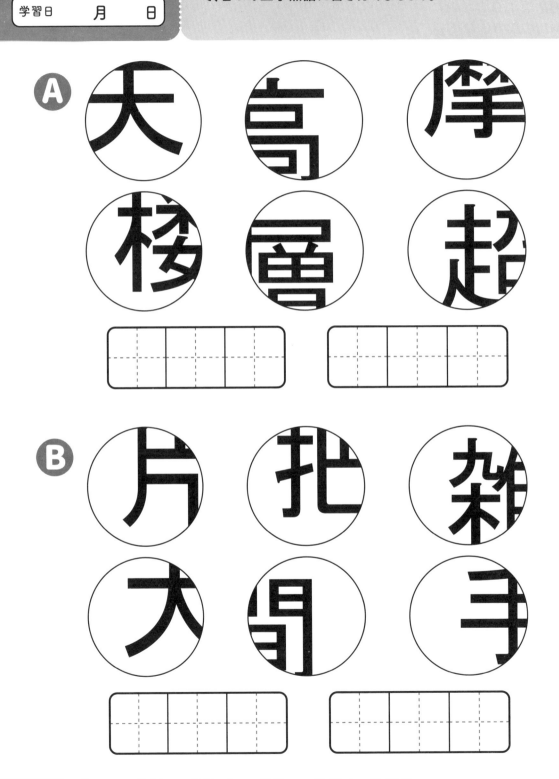

外来語の意味

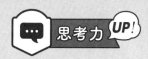思考力 UP!

太い下線の言葉は、会話の中で使われている「カタカナ語（外来語）」です。その日本語を漢字で書き、カタカナ語と漢字を、声に出して読みましょう。

A フレキシブルな出社時間。

日本語
置き換え →

ゆう	ずう		き	
		が		く

B 妊婦のプライオリティが高い。

日本語
置き換え →

ゆう	せん	じゅん	い

C 社長のステータスに達した。

日本語
置き換え →

しゃ	かい	てき	ち	い

D インスピレーション豊かな作品。

日本語
置き換え →

ちょっ	かん	てき		はっ	そう
			な		

170日目
[答え]

黄	紅	富	行
金	葉	士	楽
週	情	登	日
間	報	山	和

現	古	農	漁
地	民	業	師
案	家	体	料
内	宿	験	理

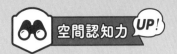
空間認知力 UP!

173 日目

学習日　　月　　日

漢字組み立て復活

1つの漢字を4つに分割したものを、A〜Fに並べました。元の漢字は何でしょうか？ 元の漢字を並べると六字熟語になります。その言葉を書きましょう。

A　B　C　D　E　F

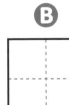　　

171 日目
［答え］
Ⓐ摩天楼　超高層
Ⓑ大雑把　片手間

182

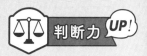

漢字詰めクロスワード

判断力 UP!

【候補】の漢字をマスに当てはめて、タテから読んでも、ヨコから読んでも、熟語になるように、マスを埋めましょう。

Ⓐ

候補

時　方　紙
通　行　誤
停　錯　止
正　算

（グリッド内の既出漢字：処、試、一、表、血）

Ⓑ

候補

壺　屋　当　工
合　居　直　統
店　茶　酒　廃
芸　伝

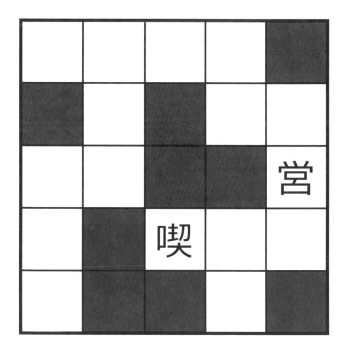

（グリッド内の既出漢字：営、喫）

Ⓐ フレキシブル＝融通が利く　Ⓑ プライオリティ＝優先順位
Ⓒ ステータス＝社会的地位　Ⓓ インスピレーション＝直感的な発想

観光地と都道府県

A〜Gそれぞれの「読み方」を書いて、それと関係がある都道府県を線でつなぎましょう。

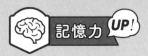

記憶力 UP!

A 伊勢神宮 ●
（　　　　　　）
　　　　　　　　　● 大阪府

B 天神祭 ●
（　　　　　　）
　　　　　　　　　● 愛媛県

C 串本海中公園 ●
（　　　　　　）
　　　　　　　　　● 長崎県

D 厳島神社 ●
（　　　　　　）
　　　　　　　　　● 沖縄県

E 松山城 ●
（　　　　　　）
　　　　　　　　　● 三重県

F 大浦天主堂 ●
（　　　　　　）
　　　　　　　　　● 広島県

G 首里城 ●
（　　　　　　）
　　　　　　　　　● 和歌山県

173日目
[答え]

A	B	C	D	E	F
不	動	産	鑑	定	士

176日目

学習日　　月　　日

同じ漢字を使う慣用句

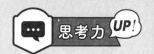

昔から習慣として使われてきた言い回しを「慣用句」といいます。その中で、同じ身体の一部の漢字を含んでいるものを並べました。A〜Fで、慣用句が成り立つ共通の漢字を書きましょう。

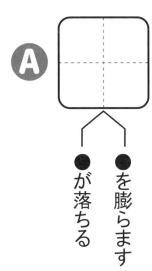

A　●が落ちる　●を膨らます

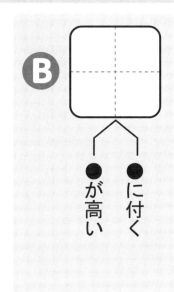

B　●が高い　●に付く

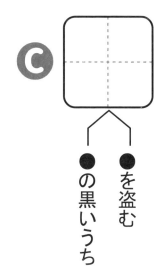

C　●の黒いうち　●を盗む

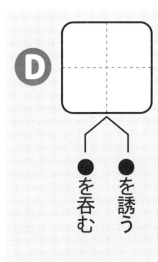

D　●を呑む　●を誘う

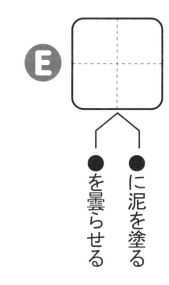

E　●を曇らせる　●に泥を塗る

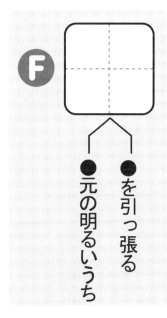

F　●元の明るいうち　●を引っ張る

174日目
〔答え〕

Ⓐ

	処		試	算
一	方	通	行	
時			錯	
停		正	誤	表
止	血			紙

Ⓑ

伝	統	工	芸	
	廃		当	直
居	合			営
酒		喫	茶	店
屋		壺		

185

同じ部首を足して二字熟語 発想力 UP!

「部首」は、「偏・へん」「冠・かんむり」など、漢字を分類するとき
に用いられる「漢字の一部分」のことです。同じ部首を足して、二
字熟語を書きましょう。

【例】 失 岡 → | 鉄 | 鋼 |

Ⓐ 貫 生 →

Ⓑ 丁 業 →

Ⓒ 義 侖 →

Ⓓ 可 意 →

Ⓔ 吉 内 →

Ⓕ 農 炎 →

Ⓐ いせじんぐう－三重県　Ⓑ てんじんまつり、てんじんさい－大阪府
Ⓒ くしもとかいちゅうこうえん－和歌山県　Ⓓ いつくしまじんじゃ－広島県
Ⓔ まつやまじょう－愛媛県　Ⓕ おおうらてんしゅどう－長崎県　Ⓖ しゅりじょう－沖縄県

186

四字熟語ネットワーク

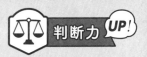
判断力 UP!

上から下へ読むタテ2つ、左上から右下へ読むナナメ1つ、合計3つの四字熟語が成り立つように、【候補】の漢字を書きましょう。【候補】は、すべて1回ずつ使います。

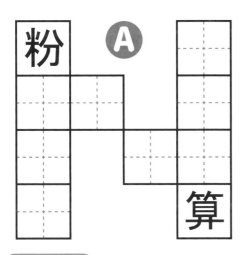

候補

骨補飾予正砕決身

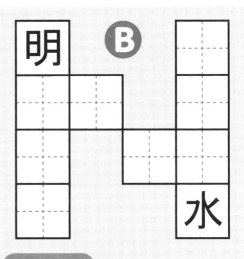

候補

維鏡我新田治止引

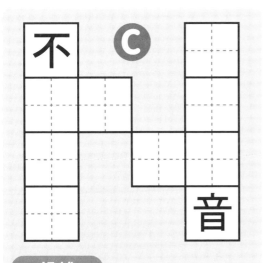

候補

老同和異長口寿協

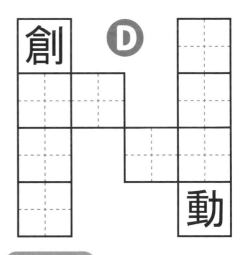

候補

活人意夫作事工異

176日目 [答え]

Ａ「頬」　　Ｂ「鼻」　　Ｃ「目」　　Ｄ「涙」　　Ｅ「顔」　　Ｆ「足」

類義語

「無事≒安全」「便利≒重宝」といった、意味が似ている言葉を「類義語」といいます。【候補】の漢字を使って、2組ずつ類義語を書きましょう。

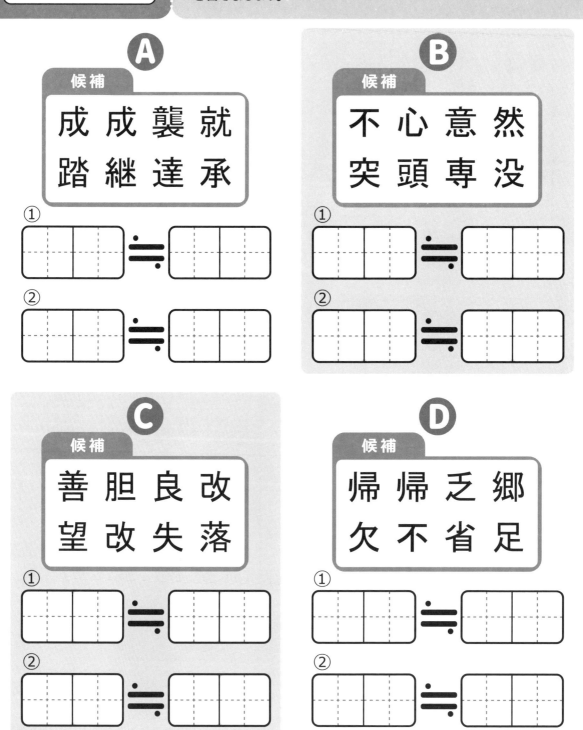

A

候補

成　成　襲　就
踏　継　達　承

①
②

B

候補

不　心　意　然
突　頭　専　没

①
②

C

候補

善　胆　良　改
望　改　失　落

①
②

D

候補

帰　帰　乏　郷
欠　不　省　足

①
②

A「立心偏」貫生→慣性　B「手偏」丁業→打撲　C「言偏」義侖→議論
D「人偏」可意→何億　E「糸偏」吉内→結納　F「三水」農炎→濃淡

学習日　　月　　日

濁点を加えて別の言葉

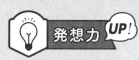 発想力 UP!

「指針・ししん→地震・じしん」「忠告・ちゅうこく→中国・ちゅうごく」のように、1か所だけ濁点を加えた別の言葉・読みを【候補】の漢字を使って、4つずつ書きましょう。

A

候補

車　口　公　典
電　辞　人　害

① 転写 → ☐☐　（　　　　　）
　 てんしゃ

② 支店 → ☐☐　（　　　　　）
　 してん

③ 進行 → ☐☐　（　　　　　）
　 しんこう

④ 後悔 → ☐☐　（　　　　　）
　 こうかい

B

候補

受　郷　礁　外
交　岩　信　同

① 主審 → ☐☐　（　　　　　）
　 しゅしん

② 鑑賞 → ☐☐　（　　　　　）
　 かんしょう

③ 開校 → ☐☐　（　　　　　）
　 かいこう

④ 東京 → ☐☐　（　　　　　）
　 とうきょう

178日目〔答え〕

A　粉骨砕身／飾／補正／決算予算

B　明治維新／鏡／我田引水／止

C　不老長寿／協和／異口同音

D　創意工夫／作／活／人事異動

漢字詰めクロスワード

「候補」の漢字をマスに当てはめて、タテから読んでも、ヨコから読んでも、熟語になるように、マスを、埋めましょう。

	夕	■					
福	■		右		門		呂
	無	月		星		光	■
■			怪	■	透		感
	的		奇		■	媚	■
能	■	評		眼		■	
指		■	楽	■	合		国
■		大		晩			

A

候補

区 語 名 成 衆 南 全
光 心 好 器 知 明 機
衛 五 神 風 数 座 七

A ①達成≒成就　②踏襲≒継承　B ①不意≒突然　②没頭≒専心
C ①落胆≒失望　②改良≒改善　D ①帰省≒帰郷　②欠乏≒不足

助		席	■	出	■		角
■	荷	■	未		志	向	■
動			■	事	■		図
■				■		示	■
	査		課		■		機
	■	喝		大		■	
■	同		躍	■	予		書
注		喚		情		■	

Ⓑ

候補

類	園	報	起	長	捜	密
日	検	指	開	言	物	来
方	一	意	雨	索	器	手

180日目
[答え]

Ⓐ①転写→電車・でんしゃ　②支店→辞典・じてん　③進行→人口・じんこう　④後悔→公害・こうがい　Ⓑ①主審→受信・じゅしん　②鑑賞→岩礁・がんしょう　③開校→外交・がいこう　④東京→同郷・どうきょう

監修

脳科学者

篠原 菊紀 Kikunori Shinohara

公立諏訪東京理科大学工学部情報応用工学科教授。医療介護・健康工学研究部門長。
専門は脳科学、応用健康科学。遊ぶ、運動する、学習するといった日常の場面における脳活動を調べている。ドーパミン神経系の特徴を利用し遊技機のもたらす快感を量的に計測したり、ギャンブル障害・ゲーム障害の実態調査や予防・ケア、脳トレーニング、AI（人工知能）研究など、ヒトの脳のメカニズムを探求する。

パズル制作

大原 英樹 Hideki Ohara

パズル作家。書籍編集プロデューサー、作家、絶景写真家。タウン情報誌や旅の本と並行して、児童書、絵本、折り紙や切り紙の手芸本、中高年向けの脳トレ本の執筆、編集を手掛ける。著書多数。
1964年11月13日 滋賀県大津市生まれ
1987年3月 京都精華大学 美術学部デザイン学科 卒業

編集　　　　　　　　イラストレーション
大原 まゆみ　　　　**平井 詩乃**

デザイン
株式会社 東京100ミリバールスタジオ
大原 英樹

DTP　　　　　　　校閲
山崎 まさる　　　**佐藤 道一**

漢字詰めクロスワード答え（上）

```
七 夕 座 ■ 名 ■ 語
福 ■ 五 右 衛 門 風 呂
神 無 月 ■ 星 ■ 光
■ 機 ■ 怪 ■ 透 明 感
知 的 好 奇 心 ■ 媚
能 ■ 評 ■ 眼 光 ■ 全
指 南 ■ 楽 ■ 合 衆 国
数 ■ 大 器 晩 成 ■ 区
```

漢字詰めクロスワード答え（下）

```
助 手 席 ■ 出 ■ 方 角
■ 荷 ■ 未 来 志 向
動 物 園 ■ 事 ■ 指 図
■ 検 ■ 日 ■ 開 示
捜 査 一 課 長 ■ 器 機
索 ■ 喝 ■ 大 雨 ■ 密
■ 同 ■ 躍 ■ 予 言 書
注 意 喚 起 情 報 ■ 類
```

1日5分で脳がみるみる若返る！
大人の脳活漢字パズル180日

2024年1月10日発行　第1版

監修者	篠原菊紀
発行者	若松和紀
発行所	株式会社 西東社
	〒113-0034　東京都文京区湯島2-3-13
	https://www.seitosha.co.jp/
	電話　03-5800-3120（代）

※本書に記載のない内容のご質問や著者等の連絡先につきましては、お答えできかねます。

ISBN 978-4-7916-3321-0